W0349432

Mosaik

bei GOLDMANN

Buch

Diese praktische Tabelle mit allen wichtigen Lebensmitteln und vielen Gerichten macht es leicht, die täglichen Mahlzeiten zu Hause und unterwegs trennkostgerecht zuzubereiten. Sie hilft bei der Auswahl und Kombination der Nahrungsmittel, zeigt auf einen Blick deren Trennkost-Eignung und gibt Auskunft über ihren Energie- und Ballaststoffgehalt.

Einleitend werden die Grundlagen und wichtigsten Regeln der beliebten Summ-Trennkost nach Dr. Hay erklärt, die es dem Körper ermöglichen, die zugeführten Nähr- und Vitalstoffe optimal zu verwerten und den Stoffwechsel zu unterstützen.

Autorin

Ursula Summ ist die bekannteste Trennkost-Expertin Deutschlands. Ihre erfolgreichen Bücher zum Thema Trennkost wurden bereits über drei Millionen Mal verkauft. Die Autorin lebt und arbeitet in Spanien.
Internet: www.trennkost.de

Von Ursula Summ außerdem bei Mosaik bei Goldmann:

Die Summ-Trennkost. Erfolgsrezepte für Einsteiger (16486)
Die Summ-Trennkost. Das Original (16537)
Die Summ-Trennkost. Erfolgsrezepte für Berufstätige (16547)

Ursula Summ

Die aktuelle Trennkosttabelle

Kalorien/Joule
Gruppenzugehörigkeit – Ballaststoffgehalt
Trennkosteignung

Mosaik
bei GOLDMANN

Die Ratschläge in diesem Buch sind von der Autorin und dem Verlag sorgfältig erwogen und geprüft, dennoch kann eine Garantie nicht übernommen werden. Eine Haftung der Autorin bzw. des Verlags und seiner Beauftragten für Personen-, Sach- und Vermögensschäden ist ausgeschlossen.

Umwelthinweis:
Alle bedruckten Materialien dieses Taschenbuches sind chlorfrei und umweltschonend.

1. Auflage
Vollständige Taschenbuchausgabe Januar 2004
Wilhelm Goldmann Verlag, München,
ein Unternehmen der Verlagsgruppe Random House GmbH

Umschlaggestaltung: Design Team München
Umschlagfoto: Premium/Senkai Bunka
Satz: Uhl + Massopust, Aalen
Druck: GGP Media, Pößneck
Verlagsnummer: 16586
Kö/ue . Herstellung: Ina Hochbach
Printed in Germany
ISBN 3-442-16586-5
www.goldmann-verlag.de

Inhalt

Vorwort

»Intelligent essen« heißt die Devise der Hayschen Trennkost. Das bedeutet, Nahrungsmittel nicht wahllos miteinander vermischen, sondern die Zutaten harmonisch aufeinander abstimmen, damit die einzelnen Mahlzeiten besser verträglich werden.

Tatsache ist, dass Sodbrennen, Magendrücken, Völlegefühl und Verdauungsbeschwerden erste Anzeichen eines überforderten Verdauungssystems sind. Diese quälenden Beschwerden sind heute schon zur Volkskrankheit geworden. Aber das muss nicht sein. Schon kleine Veränderungen der gewohnten Essweise bringen große Erfolge.

Auf einfachste Weise können Sie Ihre Speisen harmonisch nach dem Trennungsprinzip von Dr. Hay kombinieren. Die einzelnen Lebensmittel sind danach in 3 Gruppen (Eiweiß-, Kohlenhydrat- und neutrale Gruppe) eingeteilt. Interessant daran ist, dass Sie nicht stur einen Diätplan verfolgen müssen, sondern Ihre Mahlzeiten selbst nach Ihrem eigenen Geschmack zusammenstellen können. Und dabei hilft Ihnen diese Tabelle, indem sie über Gruppenzugehörigkeit und Trennkosteignung sowie über Kalorien- und Ballaststoffgehalt der wichtigsten Lebensmittel und Gerichte informiert. Achten Sie neben der Trennung der Eiweiße von den Kohlenhydraten darauf, dass Sie täglich reichlich frisches Gemüse, Salate, Rohkost und Obst verzehren. So erhält Ihr Körper alle lebensnotwendigen Nährstoffe und entgiftet ganz nebenbei. In einer älteren Veröffentlichung über Trennkost war zu lesen: »Wenn der Körper sich von all den Abfallstoffen befreit hat, die er früher aushalten musste, schwingt sich der Geist zu vorher nie erreichter Höhe und Reinheit auf und neue Welten scheinen sich dem Glücklichen zu öffnen.«

Besser leben mit Trennkost

Dr. Hay – der Erfinder der Trennkost

Die Basis einer gesunden und aktiven Lebensweise ist eine ausgewogene Ernährung mit all den Substanzen, die der Körper täglich braucht. Und gesunde Ernährung kann so einfach sein. Dies haben natürlich auch schon viele Stars entdeckt, die sich lange fit und jung halten müssen und gerade deshalb auf Trennkost schwören.

Das Konzept der »trennenden« Essweise verdanken wir dem amerikanischen Arzt Dr. Howard Hay. Während einer schweren Nierenerkrankung suchte er für sich selbst die rettende Lösung und fand sie auch. Er stellte nach gründlichen Untersuchungen fest, dass der menschliche Körper zu 80 % aus basischen und zu 20 % aus sauren Elementen besteht. Dementsprechend stellte er seine tägliche Nahrung zusammen und aß vorwiegend basenbildende und weniger säurebildende Lebensmittel. Zusätzlich trennte er die eiweißreichen Lebensmittel von den kohlenhydratreichen, indem er Bestandteile dieser beiden Gruppen nicht mehr zur gleichen Zeit aß. Er brachte mit diesem System der Nahrungszusammenstellung eine gewisse Harmonie in die täglichen Mahlzeiten, was sich natürlich positiv auf die Verdauungsorgane auswirkte.

Dr. Hay nannte seine Form der Ernährung »Trennkost«. Dadurch kam es weltweit zu Missverständnissen. Da eine hundertprozentige Trennung von Eiweiß und Kohlenhydraten nicht möglich ist und dies auch nicht angestrebt wird, wäre die Bezeichnung »harmonisches Essen« weitaus zutreffender gewesen.

Die Verdauung

Sodbrennen, Magendruck, Völlegefühl, Blähbauch und eine schlechte, träge Verdauung sind oftmals die Folgen falsch zusammengestellter Mahlzeiten. Dass Trennkost-Speisen verträglicher sind, liegt an der Biochemie des Körpers. Denn die unterschiedlichen Bestandteile der Speisen werden auch mit unterschiedlichen Verdauungssäften aufgespalten. Die Kohlenhydrate werden zum Beispiel in einem basischen Milieu verdaut, die Eiweiße aber in einem sauren. So beginnt die Kohlenhydratverdauung bereits im Mund durch die Einwirkung der Amylase (ein Enzym des Speichels). Kohlenhydrate kommen reichlich in Getreide, Brot, Nudeln, Kartoffeln und Reis vor. Um die Vorverdauung durch die Amylase zu gewährleisten, ist gründliches Kauen der Speisen sehr wichtig. Eiweiß, wie es in größeren Mengen in Fleisch, Fisch, Käse und Eiern vorkommt, wird nicht im Mund, sondern erst im Magen aufgespalten. Hier herrscht ein saures Milieu. Im Magen werden die Verdauungssäfte Pepsin und Salzsäure gebildet, die dort mit der Zerkleinerung der Eiweiße beginnen. Isst man reichlich Eiweiße und Kohlenhydrate während einer Mahlzeit zusammen, so hat man, laut Dr. Hay, die »Verdauungsgesetze« gebrochen. Denn immer wenn wir Eiweiße aufnehmen, wird die Produktion von Salzsäure und Pepsin in Gang gesetzt. Gleichzeitig behindern diese Säfte aber die Wirkung der Amylase aus dem Speichel. Essen wir nur Kohlenhydrate, dann entstehen nur wenig saure Säfte im Magen, und die Wirkung der Amylase bleibt besser erhalten.

Eine wichtige Rolle im Verdauungsprozess spielt außerdem die Bauchspeicheldrüse (Pankreas). Dieses Organ erfüllt mehrere lebensnotwendige Aufgaben und ist daher von größter Wichtigkeit. Sie besteht aus 2 Teilen: In dem einen werden die Hormone Insulin und Glukagon produziert, die bei Bedarf in das Blut abgegeben werden, um den Blutzuckerspiegel zu regulieren. Im anderen Teil erfolgt die Bildung von verschiedenen Verdauungsenzymen, zum Beispiel von Trypsin und Chymotrypsin (eiweißspaltende Enzyme) sowie von Amylase (kohlenhydratspaltendes Enzym) und Lipase (fettspaltendes Enzym). Diese Säfte werden in den Dünndarm abgegeben und zerlegen dort die bereits im Mund und Magen vorverdauten Speisen vollständig. Nur wenn die Bauchspeicheldrüse nicht überfordert wird, können die komplizierten Verdauungsvorgänge reibungslos ablaufen. Werden beispielsweise Nahrungsmittel immer falsch kombiniert und in zu großen Mengen verzehrt, kann es durch eine Überbelastung der Bauchspeicheldrüse zu einer verzögerten und nicht ausreichenden Verdauung kommen. Liegen die unvollständig verdauten Nahrungsbestandteile dann zu lange im Darm, setzen durch die dort vorherrschende Wärme und Feuchtigkeit Gärung und Fäulnis ein. Dabei können sich unangenehme, blähende Gase bilden.

Die Oberfläche der Dünndarmschleimhaut ist mit vielen Millionen winziger Zotten übersät. Diese haben die Aufgabe, die zerlegten Nahrungsbestandteile sowie Vitamine, Mineralstoffe, Enzyme und Spurenelemente aufzunehmen und zur Leber zu transportieren. Die Leber baut anschließend all diese Stoffe ab, speichert sie oder leitet sie an bestimmte andere Organe oder Zellen weiter. Folglich ist die Leber das zentrale Organ unseres Körpers. Ungünstig zusammengestellte Nahrung belastet demnach nicht nur unser Verdauungssystem, sondern unter anderem auch so wichtige Organe wie die Leber.

Richtig trennen leicht gemacht

Das Trennen der einzelnen Nahrungsmittel innerhalb einer Mahlzeit ist gar nicht so schwierig, wenn man das System erst einmal verstanden hat. Der Trennungsplan auf den Seiten 18 bis 22 gibt Ihnen einen genauen Überblick darüber, welche Lebensmittel in die Eiweißgruppe und welche in die Kohlenhydratgruppe gehören. In einer weiteren Gruppe sind all diejenigen Lebensmittel zusammengefasst, die als neutral anzusehen sind.

Die neutralen Lebensmittel dürfen grundsätzlich in einer Mahlzeit sowohl mit Lebensmitteln aus der Eiweißgruppe als auch mit solchen aus der Kohlenhydratgruppe kombiniert werden. Mit einigen Lebensmitteln sollten Sie aber etwas vorsichtig umgehen und sie nicht zu häufig essen. Zu ihnen zählen Wurst, Schinken, Gepökeltes, Geräuchertes und Fleisch. Solche Nahrungsmittel werden Sie zwar auch auf dem Trennungsplan und in der Tabelle finden, verstehen Sie dies aber keinesfalls als Aufforderung zum reichlichen Verzehr. Ich möchte Ihnen damit nur zeigen, zu welcher Gruppe verschiedene Nahrungsmittel gehören. Schließlich sollte jeder die Freiheit haben, selbst entscheiden zu können, was er essen oder nicht essen möchte.

»Neutral« im Sinne der Trennkost heißt, dass diese Nahrungsmittel und Speisen weder die Eiweißverdauung noch die Kohlenhydratverdauung stören. Sie harmonieren mit allen Lebensmitteln. Möglicherweise finden Sie diese Zuordnung in manchen Fällen widersprüchlich, sie beruht jedoch auf langjährigen Erfahrungen. So sind zwar zum Beispiel gesäuerte Milchprodukte eiweißreich, gelten aber dennoch als neutral, da das Eiweiß durch die Säuerung verändert und dadurch leichter verdaulich wird. Rohes Fleisch und roher Fisch sind ebenfalls eiweißreiche Lebensmittel, die aber deshalb in der Trennkost als neutral eingestuft werden, weil ihre Zellstruktur noch unverändert ist. Wird Fleisch oder Fisch erhitzt, verhärtet und verdichtet sich die Zellhaut, und das so veränderte Fleisch bzw. der Fisch wird schwerer verdaulich.

Alle Fette, zum Beispiel kaltgepresste, naturbelassene Öle, Butter und solche, die in Sahne, vollfettem Käse (ab 60 % Fett i.Tr.), geräuchertem Fisch und in rohen Wurstsorten enthalten sind, gehören nach dem Verständnis der Trennkostlehre zu den neutralen Lebensmitteln. Fett wird nicht im Magen, sondern erst im oberen Teil des Dünndarms verdaut und stört deshalb den Verdauungsprozess nicht.

Kritik an der Trennkost

Kritiker der Trennkost behaupten immer wieder, die Trennung der Eiweiße von den Kohlenhydraten sei unsinnig, da der Körper fähig ist, beides zur gleichen Zeit verdauen zu können. Die Antwort darauf ist: Natürlich ist der Körper in der Lage dies zu tun – aber unter welchen Bedingungen? Nicht umsonst leiden Millionen von Menschen unter Magen- und Darmstörungen. Warum haben säurehemmende Mittel für den Magen und Abführmittel für den Darm Hochkonjunktur? Diese Fragen sollte sich jeder klar denkende Mensch einmal stellen.

Trennkost bedeutet lediglich, eine gewisse Ordnung in die

täglichen Mahlzeiten zu bringen. Und was ist gegen eine harmonische Ernährung einzuwenden?

Das Säure-Basen-Gleichgewicht

Wie bereits erwähnt, besteht laut Dr. Hay der menschliche Körper zu 80 % aus basischen und zu 20 % aus sauren Elementen. Dementsprechend empfiehlt es sich, dass auch die täglichen Mahlzeiten zu 80 % aus basenbildenden Nahrungsmitteln und zu 20 % aus säurebildenden Nahrungsmitteln zusammengesetzt sind, damit das natürliche Gleichgewicht des Organismus nicht gestört wird. Dies bedeutet, dass die Gerichte zu einem Großteil aus pflanzlichen Lebensmitteln (Basenbildnern) bestehen sollten. Werden zu wenig Gemüse, Salate, Rohkost und Obst gegessen, kann es zu einem Mangel an wertvollen basischen Mineralstoffen kommen, und der Körper wird sauer.

Dr. Howard Hay waren die Zusammenhänge zwischen Übersäuerung und Krankheit wohl bekannt. Er wusste, dass sich bei unausgewogener Nahrung viele Säuren im Körper bilden und so die Entstehung verschiedener Krankheiten, wie Gicht, Rheuma, Arterienverkalkung, Herzinfarkt, Schlaganfall und Nierenerkrankungen, begünstigt wird.

Zu den Säurebildnern zählte er eiweißreiche Lebensmittel wie Fleisch, Wurst, Fisch, Eier und Käse, sowie verschiedene kohlenhydratreiche Nahrungsmittel wie Süßwaren, Weißmehlprodukte, polierten Reis, Alkohol und Kaffee. Doch nicht nur Eiweiße, Kohlenhydrate und Fette hinterlassen saure Rückstände im Körper, sondern auch Kaffee, schwarzer Tee, Kakao, Alkohol, Nikotin und einige Medikamente. Ebenso werden säurebildende Farb- und Konservierungsstoffe sowie andere chemische Substanzen zum Teil in den Geweben des menschlichen Organismus eingelagert. Daneben kann durch Stress, Ärger, Streit, Aggressionen oder einen plötzlichen Schreck der Säurewert im Blut in Sekundenschnelle ansteigen.

Zum Glück verfügt der Organismus über ein gut funktionierendes Puffersystem. Darüber hinaus werden die giftigen Substanzen zum Teil über Nieren, Darm, Haut und Lunge wieder ausgeschieden. Doch eine unaufhörliche Flut saurer Rückstände kann auch der gesündeste Organismus auf Dauer nicht verkraften. Durch eine Ernährung nach den Regeln der Trennkost wird eine hohe Belastung des Körpers durch Säurebildung von vornherein vermieden.

Die Folgen einer unausgewogenen Ernährung

Aus Zeitmangel greifen heute viele Menschen zu Fertigprodukten oder ernähren sich von Fast food. Dadurch werden dem Körper oftmals zu wenig natürliche Vitamine, Mineralstoffe, Spurenelemente und Enzyme zugeführt. Die Verdauungsorgane benötigen diese Stoffe jedoch zur Aufspaltung der Speisen. Bei einem Mangel an diesen Stoffen greift der Organismus auf die eigenen Mineralstoffdepots zurück. Er nimmt sich die Mineralstoffe dort, wo sie am reichlichsten vorhanden sind, nämlich aus den Gelenken und Kapseln, aus Knochen, Knorpeln, Sehnen, Bändern und Muskeln. Der Körper kann nämlich nur überleben, wenn zwischen Blut und Gewebe eine gewisse Harmonie besteht. Ist dies nicht der Fall, so entmineralisiert er ganz langsam. Die ersten Folgen können Muskelsteifheit, Schmerzen in den Gelenken oder sogar Osteoporose sein.

Natürliche Speisen – köstlich und gesund

Unsere Ernährung ist die Grundlage und zugleich eine tragende Säule unserer Gesundheit. Das Gesündeste wäre, sein Gemüse wieder im eigenen Garten zu pflanzen und das Brot wieder selbst zu backen. Da dies leider nicht jedem möglich ist, bleibt nur der Weg zum Lebensmittelhändler. Ideal ist hier der Gemüsemarkt oder ein Bauer, der seine Produkte direkt an die Verbraucher abgibt. Wichtig ist, dass die tägliche Nahrung so natürlich wie möglich ist und solche Lebensmittel, die von der Industrie gefertigt wurden, gemieden werden.

Und so sollte die Lebensmittelauswahl bei der vollwertigen Trennkost aussehen: frische Salate, Rohkost, Gemüse, Obst, Vollkornerzeugnisse, Kartoffeln, Samen, Nüsse, Kerne, Keimlinge, kaltgepresste Öle, Milchprodukte, Fisch und Fleisch.

Abnehmen mit Trennkost

Wie Übergewicht entsteht

Übergewicht ist für viele Menschen zum Alptraum geworden. Ständiges Fasten, Hungern und Durchführen von Diäten, dann die gewünschte Gewichtsabnahme und im Anschluss die erneute Gewichtszunahme haben viele Mollige an den Rand der Verzweiflung getrieben. Da stellt sich doch die Frage, wie entsteht überhaupt Übergewicht, und was kann man denn nun wirklich dagegen tun? Die Antwort darauf ist: Übergewicht beruht auf einem langen Entwicklungsprozess, der bereits im Mutterleib beginnt. Denn schon die Großeltern und die Eltern legen über die Erbanlagen den ersten Grundstein für die figürliche Entwicklung des Kindes.

Im späteren Leben entscheiden zusätzlich Erziehung und Gesellschaft über die weitere Entwicklung der Fettreserven. Denn jeder Mensch wird durch sein Umfeld geprägt und entwickelt im Laufe der Zeit Gewohnheiten, die sich bei manchen mit Übergewicht ausdrücken. Kommt es zum Beispiel im Kindesalter häufig zu Verletzungen der kleinen Seele, können die angefutterten Pfunde die Funktion eines Schutzpanzers und des vielzitierten »dicken Fells« übernehmen. Oder der ewige Hunger nach Süßigkeiten kann auf zu geringe Zuwendung und Anerkennung hinweisen. »Süß« schmeckt immer nach Sicherheit, Geborgenheit, Beruhigung und Entspannung. Dies ist kein Wunder, denn schon als Embryo schwimmen wir im süßen Fruchtwasser, und später schmeichelt süße Muttermilch unserem Gaumen.

Übergewicht resultiert zudem oftmals aus einem falsch funktionierenden Stoffwechsel und aus einer Überforderung der Organe.

Mit Trennkost zum Wohlfühlgewicht

Der erste wichtige Schritt, wenn man sein Übergewicht reduzieren möchte, ist, die Mahlzeiten harmonisch aufeinander abzustimmen und möglichst viele Lebensmittel mit einem hohen Wassergehalt zu essen. Salate, Gemüse, Rohkost und Obst enthalten viel Wasser und bieten aufgrund ihres hohen Kaliumgehaltes die ideale Voraussetzung um abzunehmen und zu entschlacken. Wichtig für eine Gewichtsreduzierung und eine gute Verdauung ist auch eine ausreichende Zufuhr an Ballaststoffen. Sie sind keineswegs ein Ballast für den Organismus, sondern genau das Gegenteil. Die Darmmuskulatur wird angeregt, was zu einer schnelleren Ausscheidung des Darminhalts führt. Steigern Sie Ihre Ballaststoffzufuhr jedoch nur langsam (30 g pro Tag werden empfohlen), da eine radikale Erhöhung zu starken Blähungen führen kann. Darüber hinaus sollten Sie auf eine ausreichende Flüssigkeitszufuhr achten, da Ballaststoffe quellen und dafür viel Flüssigkeit benötigen.

Der nächste Schritt sollte dann darin bestehen, die Qualität der täglichen Nahrung zu überprüfen. Wenn Mahlzeiten ständig aus Nahrungsmitteln wie Kaffeestückchen aus Weißmehl, Hamburgern, Fertiggerichten, Pudding mit Sahnehäubchen oder Schokoriegeln bestehen, dann wäre es sinnvoll, die Qualität der täglichen Nahrung Schritt für Schritt zu verbessern. Das heißt nicht, dass der Speiseplan nur noch aus Vollkornprodukten oder Rohkost bestehen sollte. Doch will man sein Gewicht ernsthaft verringern, ist eine Ernährungsumstellung wohl unausweichlich.

Fertiggerichte, Fast food, Lightprodukte und andere von der Industrie hergestellte Speisen sollten langsam vom Speisezettel verschwinden. Denn durch deren Genuss wird mit Hilfe von geschmacksverstärkenden Zusatzstoffen und großen Salzmengen der Appetit übermäßig angeregt. Diese Stoffe führen dazu, dass der Speichelfluss über sein normales Maß hinaus stimuliert wird, was wiederum vom Kopf her das Signal »Hunger« aussenden lässt. Dem Betroffenen geht das Maß für die Menge, die er isst, dadurch verloren. So »futtern« viele Menschen wahllos Nahrung in sich hinein, ohne richtig satt zu werden.

Der Erfolg beim Abnehmen ist auch von der Wassermenge abhängig, die wir unserem Körper zuführen. 2 bis 3 l Flüssigkeit täglich wären ideal, wobei auch die in Suppen, Salaten, Gemüse, Rohkost und Obst enthaltenen Flüssigkeitsmengen mit einberechnet werden.

Sie haben sicherlich bemerkt, dass man nicht gleich mit dem Essen aufhören muss um abzunehmen. Besser ist es, kleine schlechte Angewohnheiten in bessere umzuwandeln. Zum Beispiel nur kleine Bissen zu nehmen, diese ordentlich zu kauen und nicht mit Getränken »herunterzuspülen«. Auch auf das Sättigungsgefühl des Magens sollten Sie achten. Sattsein bedeutet, ein angenehmes Gefühl im Magen, jedoch kein Völlegefühl zu haben.

Nehmen Sie langsam ab. Etwa 250 g pro Woche sind ausreichend. Geben Sie sich mit solch kleinen Erfolgen zufrieden. Sie werden überrascht sein, dass ohne den Abnehmstress alles plötzlich viel einfacher geht. Suggerieren Sie sich selbst Ruhe und Kraft. Fühlen und erspüren Sie, wie Sie gerne aussehen möchten, und träumen Sie sich in Ihr persönliches »Wohlfühlgewicht« hinein.

Trennungsplan

Dieser Trennungsplan gibt Ihnen einen genauen Überblick darüber, welche Lebensmittel in die Eiweißgruppe, welche in die neutrale Gruppe und welche in die Kohlenhydratgruppe gehören. Außerdem finden Sie dort eine Aufzählung von Lebensmitteln, deren Verzehr in der Trennkost nicht empfohlen wird. Ich habe diese zu meidenden Lebensmittel trotzdem im Plan in der zugehörigen Gruppe aufgelistet, damit Sie wissen, in welche sie gehören. Dennoch sollten Sie stets selbst entscheiden, ob Sie ein solches Lebensmittel lieber meiden möchten oder nicht.

Innerhalb einer Mahlzeit sollten zur Eiweiß- und zur Kohlenhydratgruppe gehörende Lebensmittel nicht zusammen gegessen werden, da sonst die Verdauungsvorgänge gestört werden. Folgende Kombinationen sind aber möglich:

- Lebensmittel aus der Eiweißgruppe kombiniert mit solchen aus der neutralen Gruppe
- Lebensmittel aus der Kohlenhydratgruppe kombiniert mit solchen aus der neutralen Gruppe.

Eiweißgruppe

- **gegarte Fleischsorten von Rind, Kalb und Lamm**
- **gegarte Geflügelsorten**
- **gegarte Wurstsorten**
  (Gegarte Wurstwaren aus Schweinefleisch sind nicht empfehlenswert und sollten daher durch solche aus Rind-, Lamm- und Geflügelfleisch ersetzt werden.)
- **ungeräucherte, gegarte Fischsorten**
- **gegarte Schalen- und Krustentiere (Meeresfrüchte)**
- **Sojaprodukte**
- **Eier**
- **Milch**
- **Käsesorten mit höchstens 50% Fett i.Tr.**
- **gekochte Tomaten**
- **folgende Getränke:**
  Früchtetee, Apfelwein, herber Weiß- und Rotwein, herber Rosé, trockener Sekt, Obstsäfte und mit Wasser verdünnte Obstsäfte
- **Beerenfrüchte (außer Heidelbeeren)**
- **Kernobstsorten (außer mürben, süßen Äpfeln)**
- **Steinobstsorten**
- **Weintrauben**
- **Zitrusfrüchte**
- **exotische Obstsorten (außer Bananen, frischen Feigen und Datteln)**

Neutrale Gruppe

- **Fette (außer gehärteten und weißen, festen Fetten)**
  z.B. Öle (hier bitte die kaltgepressten bevorzugen), ungehärtete Margarinesorten mit einem hohen Anteil an mehrfach ungesättigten Fettsäuren und Butter; außerdem: schmalzähnlicher, pflanzlicher Brotaufstrich
- **gesäuerte Milchprodukte**
  z.B. Joghurt, saure Sahne, Quark, Dickmilch und Kefir; außerdem: vergorenes Molkekonzentrat (Molkosan)
- **süße Sahne und Kaffeesahne**
- **Käsesorten mit mindestens 60 % Fett i.Tr.**
- **Weißkäsesorten**
  z.B. Schafs- und Ziegenkäse, Mozzarella
- **rohe oder geräucherte Wurstwaren**
- **rohes Fleisch**
  z.B. Tatar (rohes Fleisch sollte aber gemieden werden)
- **rohe, marinierte oder geräucherte Fischsorten**
- **Gemüse (außer Kartoffeln)**
- **Blattsalate**
- **Pilze**
- **Sprossen und Keime**
- **Kräuter, Gewürze und Zitrusschalen**
- **Nüsse (außer Erdnüssen) und Samen**
- **Heidelbeeren**
- **ungeschwefelte Rosinen**

- Oliven
- Eigelb
- Hefe
- Gemüsebrühe
- klare, hochprozentige Spirituosen
- Kräutertees
- Geliermittel

Kohlenhydratgruppe

- **Vollkorngetreide**
- **Vollkorngetreideerzeugnisse**
- **Buchweizen**
- **Reis**
- **Nudeln**
- **Kartoffeln**
- **folgende Gemüsesorten:**
- **folgende Obstsorten:**
  Bananen, mürbe, süße Äpfel, frische Feigen und frische Datteln
- **ungeschwefeltes Trockenobst (außer Rosinen)**
- **Süßungsmittel (außer Zucker und Süßstoffen)**
  (Süßungsmittel dürfen in kleinen Mengen auch zum Abschmecken von neutralen und Eiweißgerichten verwendet werden.)
- **Kartoffelstärke**
- **Weinsteinbackpulver**
- **Puddingpulver (ohne Farbstoff)**
- **Carobe**
  (gemahlene Frucht des Johannisbrotbaums – das Pulver wird wie Kakao verwendet und ist im Naturkostladen erhältlich)
- **Bier**

Diese Lebensmittel bitte meiden

- weißes Mehl und daraus hergestellte Produkte
- Zucker, Süßstoffe und daraus hergestellte Produkte
- Fertiggerichte und Konserven
- getrocknete Hülsenfrüchte
- Erdnüsse
- Preiselbeeren
- Schweinefleisch und rohes Fleisch
- Wurstwaren
- rohes Eiweiß von Eiern
- fertige Mayonnaise
- Essig
- gehärtete Fette, z.B. normale Margarinesorten und feste, weiße Frittier- und Bratfette (Plattenfette)
- schwarzer Tee, Bohnenkaffee, Kakao und hochprozentige Spirituosen

Die Trennkosttabelle

Wichtige Hinweise zur Benutzung

Diese Trennkost-Tabelle ermöglicht es Ihnen, Ihre täglichen Mahlzeiten trennkostgerecht zu gestalten. Sie hilft Ihnen bei der Auswahl der Lebensmittel bzw. Gerichte, denn sie gibt Ihnen deren *Zugehörigkeit zu einer der 3 Gruppen* (Eiweiß-, Kohlenhydrat- und neutrale Gruppe) an.

Außerdem erfahren Sie etwas über die *Trennkost-Eignung*. Diejenigen Produkte, die sich für die Trennkost eignen, sind mit einem Häkchen (✓) versehen. Alle Nahrungsmittel, die nicht den Trennkostprinzipien entsprechen und die Sie deshalb meiden sollten, sind in der Spalte »Trennkost-Eignung« mit einem Punkt (•) gekennzeichnet. Dass sie trotzdem aufgeführt sind, liegt daran, dass ich Ihnen zeigen möchte, zu welcher Gruppe sie gehören. Ich verwende sie ab und zu in kleinen Mengen. Es liegt in Ihrem eigenen Ermessen, ob Sie diese Nahrungsmittel einsetzen oder darauf verzichten möchten. Einige Lebensmittel, wie z.B. getrocknete Hülsenfrüchte oder Mais aus der Dose, Orangeat, Zitronat, Gewürzgurken, Ketchup und Tomaten zähle ich zu den Grenzfällen. Auch hier entscheiden Sie bitte selbst darüber, ob Sie sie verwenden wollen.

In der Tabelle finden Sie zu Beginn einiger Lebensmittelgruppen spezielle Hinweise zu den nachfolgend aufgelisteten Lebensmitteln und Gerichten. Sie dienen zum Verständnis der vorgenommenen Bewertung im Hinblick auf eine Trennkost-Eignung.

Die Tabelle gibt Ihnen weiterhin Auskunft über den *Energiegehalt* der einzelnen Lebensmittel und Gerichte, angegeben in Kilokalorien (kcal) und Kilojoule (kJ). Darüber hinaus stehen Ihnen auch Angaben zum *Ballaststoffgehalt* zur Verfügung.

Die Angaben zu den Inhaltsstoffen beziehen sich bei den Lebensmitteln und Gerichten zunächst auf 100 g verzehrbaren Anteil. Im Anschluss daran folgen die Werte für übliche Portionsgrößen, wie z.B. 1 Scheibe, 1 Esslöffel, 1 Glas. Die Grammangaben hinter den Portionsangaben beziehen sich bei Gemüse und Obst auf die ungeputzte Rohware. Dies soll Ihnen eine Hilfestellung beim Einkauf sein. Die Werteangaben zu kcal, kJ und Ballaststoffen sind jedoch bereits auf die verzehrbare Menge umgerechnet worden.

Innerhalb der verschiedenen *Tabellenkapitel* sind die einzelnen Lebensmittel in alphabetischer Reihenfolge aufgeführt. Darunter stehen dann jeweils die daraus hergestellten Produkte und Gerichte. Speisen, die aus verschiedenen Lebensmitteln einer Gruppe bestehen, finden Sie am Ende jedes Kapitels. Für die Berechnung der aufgeführten Gerichte und Zubereitungen dienten übliche Standardrezepte als Grundlage.

Bei einigen Gerichten und Zubereitungen wurden rezeptübliche Zugaben kleiner Mengen an Zitronensaft, Essig, Süßungsmitteln und Mehl bei der Beurteilung der Gruppenzugehörigkeit nicht berücksichtigt. Falls Sie selbst sehr strenge Maßstäbe an sich und an die Einhaltung der Trennkostregeln anlegen, können Sie bei der Zubereitung dieser Gerichte und Zubereitungen auf solche Zutaten verzichten. Tipps hierzu finden Sie in den von mir veröffentlichten Trennkostbüchern.

Wenn Sie nun *ein Gericht zusammenstellen*, dann sollten Sie sich zuerst dafür entscheiden, ob es eine Eiweiß-, Kohlenhydrat- oder neutrale Mahlzeit werden soll. Im Falle einer Eiweißmahlzeit wählen Sie eine Fleisch- oder Fischsorte aus und kombinieren diese mit einem Salat oder einer Gemüsebeilage. Ein Kohlenhydratgericht könnte aus Kartoffeln, Reis oder Nudeln und dazu Gemüse oder Salat bestehen. Verzehren Sie innerhalb einer Eiweißmahlzeit immer nur eine Eiweißart (Fisch oder Fleisch) bzw. innerhalb einer Kohlenhydratmahlzeit nur eine Kohlenhydratkomponente (Reis, Nudeln oder Kartoffeln). Stellen Sie Ihre Gerichte abwechslungsreich zusammen, indem Sie diese Tabelle wie einen Baukasten benutzen.

Abschließend möchte ich Ihnen noch etwas mit auf den Weg geben: Nehmen Sie sich Zeit für die Entdeckung der Hayschen Trennkost. Und lassen Sie sich nicht entmutigen, wenn die ersten Versuche der Ernährungsumstellung nicht gleich gelingen. Finden Sie zu Ihrer eigenen harmonischen Mitte, und folgen Sie einfach Ihrer positiven Entwicklung.

Abkürzungen in der Tabelle

E	= Eiweißgruppe
N	= neutrale Gruppe
K	= Kohlenhydratgruppe
kcal	= Kilokalorien
kJ	= Kilojoule
g	= Gramm
kg	= Kilogramm
EL	= Esslöffel
TL	= Teelöffel
ml	= Milliliter
cl	= Zentiliter (1 cl = 10 ml)
Port.	= Portion
i.Tr.	= in der Trockenmasse
Zub.	= Zubereitung
Kons.	= Konserve
Tr.-prod.	= Trockenprodukt
Vol.-%	= Volumenprozent
✓	= eignet sich für die Trennkost
•	= eignet sich nicht für die Trennkost
–	= kann in keine Gruppe eingeordnet werden
#	= Ballaststoffgehalt unter 1 g

EIER UND ZUBEREITUNGEN

Lebensmittel (verzehrbarer Anteil)	Energie kcal	Energie kJ	Gruppe	Eignung	Ballaststoffe in g
Hühnerei, roh	154	646	E	✓	0
1 Stück (60 g)	92	388	E	✓	0
Eigelb, roh	348	1459	N	✓	0
Eigelb, mittelgroß (20 g), roh	70	292	N	✓	0
Eiweiß, roh	50	208	E	✓	0
Eiweiß, mittelgroß (35 g), roh	18	73	E	✓	0
Crêpes	268	1123	–	•	#
1 Port. (180 g)	482	2021	–	•	1
Eiereinlauf (Suppeneinlage)	106	444	–	•	#
1 Port. (20 g)	21	89	–	•	#
Eierpfannkuchen	221	927	–	•	0
1 Port. (180 g)	398	1669	–	•	0
Eierstich (Suppeneinlage)	119	497	E	✓	0
1 Port. (20 g)	24	99	E	✓	0
Kaiserschmarrn	251	1052	–	•	#
1 Port. (180 g)	452	1894	–	•	1
Omelett	241	1007	E	✓	#
1 Port. (150 g)	362	1511	E	✓	#
Omelett mit Champignons	184	769	E	✓	#
1 Port. (150 g)	276	1154	E	✓	1
Salzburger Nockerln	209	874	–	•	#
1 Port. (180 g)	376	1573	–	•	#

FETTE UND ÖLE

Lebensmittel (verzehrbarer Anteil)	Energie kcal	kJ	Gruppe	Eignung	Ballaststoffe in g
Butter	741	3101	N	✓	0
1 TL (5 g)	37	155	N	✓	0
Butterschmalz	880	3686	N	✓	0
1 EL (15 g)	132	553	N	✓	0
Distelöl (Safloröl)	879	3682	N	✓	0
1 EL (15 g)	132	552	N	✓	0
Gänsefett/-schmalz	883	3698	N	✓	0
1 EL (15 g)	132	555	N	✓	0
Halbfettmargarine	362	1514	N	•	0
1 TL (5 g)	18	76	N	•	0
Kokosfett	878	3677	N	•	0
1 Würfel (25 g)	220	919	N	•	0
Maiskeimöl	883	3696	N	✓	0
1 EL (15 g)	132	554	N	✓	0
Margarine (ungehärtet)	709	2970	N	✓	0
1 TL (5 g)	35	149	N	✓	0
Mayonnaise 80% Fett (Fertigprodukt)	743	3112	N	•	0
1 EL (15 g)	111	467	N	•	0
Olivenöl	881	3689	N	✓	0
1 EL (15 g)	132	553	N	✓	0
Rindertalg	861	3603	N	✓	0
1 EL (15 g)	129	540	N	✓	0
Salatmayonnaise 50% Fett (Fertigprodukt)	482	2018	N	•	0
1 EL (20 g)	96	404	N	•	0
Schweineschmalz	882	3691	N	•	0
1 EL (15 g)	132	554	N	•	0
Sojaöl	871	3648	N	✓	0
1 EL (15 g)	131	547	N	✓	0

FETTE UND ÖLE

Lebensmittel (verzehrbarer Anteil)	Energie kcal	Energie kj	Gruppe	Eignung	Ballaststoffe in g
Sonnenblumenöl	882	3693	N	✓	0
1 EL (15 g)	132	554	N	✓	0

Generell sollten Sie bei Fetten auf gehärtete und weiße, feste Sorten verzichten. Verwenden Sie statt dessen Öle, hier besonders kaltgepresste, ungehärtete Margarinesorten mit einem hohen Anteil an mehrfach ungesättigten Fettsäuren sowie Butter.

FISCH, MEERESFRÜCHTE UND ZUBEREITUNGEN

Lebensmittel (verzehrbarer Anteil)	**Energie** kcal	kJ	Gruppe	Eignung	Ballaststoffe in g
Fisch					
Aal, gegart	226	947	E	✓	0
1 Port. (150 g)	339	1421	E	✓	0
geräuchert	290	1215	N	✓	0
1 Port. (50 g)	145	608	N	✓	0
Barsch (Flussbarsch), gegart	82	342	E	✓	0
1 Port. (150 g)	123	513	E	✓	0
Bückling	217	909	N	✓	0
1 Port. (150 g)	326	1364	N	✓	0
Forelle, gegart	113	474	E	✓	0
1 Port. (150 g)	170	711	E	✓	0
geräuchert	120	502	N	✓	0
1 Port. (50 g)	60	251	N	✓	0
Hecht, gegart	82	344	E	✓	0
1 Port. (150 g)	123	516	E	✓	0
Heilbutt, weiß, gegart	97	405	E	✓	0
1 Port. (150 g)	146	608	E	✓	0
weiß, gebraten (unpaniert)	148	621	E	✓	0
1 Port. (150 g)	222	932	E	✓	#
schwarz, geräuchert	186	778	N	✓	0
1 Port. (50 g)	93	389	N	✓	0
Hering, gegart	206	864	E	✓	0
1 Port. (150 g)	309	1296	E	✓	0
Bismarckhering	153	640	N	✓	#
1 Stück (150 g)	230	960	N	✓	#
Brathering	162	677	E	✓	2
1 Stück (200 g)	324	1354	E	✓	5
Filet in Tomatensauce					
(Kons.), 1 Port. (100 g)	184	771	E	•	#
Filet Matjesart	209	877	N	✓	0

FISCH, MEERESFRÜCHTE UND ZUBEREITUNGEN

Lebensmittel (verzehrbarer Anteil)	Energie kcal	Energie kJ	Gruppe	Eignung	Ballaststoffe in g
1 Filet (80 g)	167	702	N	✓	0
geräuchert	217	909	N	✓	0
1 Port. (50 g)	109	455	N	✓	0
mager, gesalzen	110	462	N	✓	0
1 Port. (125 g)	138	578	N	✓	0
Rollmöpse	137	574	N	✓	#
1 Port. (150 g)	206	861	N	✓	#
Kabeljau (Dorsch), gegart	77	321	E	✓	0
1 Port. (150 g)	116	482	E	✓	0
gebacken (unpaniert)	122	511	E	✓	#
1 Port. (150 g)	183	767	E	✓	#
geräuchert	81	341	N	✓	0
1 Port. (150 g)	122	512	N	✓	0
Karpfen, gegart	116	484	E	✓	0
1 Port. (150 g)	174	726	E	✓	0
blau	130	543	E	✓	0
1 Port. (150 g)	195	815	E	✓	0
Kaviar, echt	259	1085	N	✓	0
1 TL (5 g)	13	54	N	✓	0
Ersatz	102	426	N	✓	0
1 TL (5 g)	5	21	N	✓	0
Lachs, gegart	131	547	E	✓	0
1 Port. (150 g)	197	821	E	✓	0
geräuchert	315	1318	N	✓	0
1 Port. (150 g)	471	1977	N	✓	0
Makrele, gegart	182	763	E	✓	0
1 Port. (150 g)	273	1145	E	✓	0
geräuchert	192	804	N	✓	0
1 Port. (50 g)	96	402	N	✓	0
in Öl (Kons.)	316	1323	E	•	0

FISCH, MEERESFRÜCHTE UND ZUBEREITUNGEN

Lebensmittel (verzehrbarer Anteil)	Energie kcal	Energie kj	Gruppe	Eignung	Ballaststoffe in g
1 Port. (150 g)	474	1985	E	•	0
Rotbarsch, gegart	107	450	E	✓	0
1 Port. (150 g)	161	675	E	✓	0
Sardellen, gegart	102	427	E	✓	0
1 Port. (150 g)	153	641	E	✓	0
geräuchert	108	452	N	✓	0
1 Stück (5 g)	5	23	N	✓	0
in Öl (Kons.)	80	335	E	•	0
1 Stück (5 g)	4	17	E	•	0
Sardellenpaste	195	817	E	•	0
1 TL (5 g)	10	41	E	•	0
Sardinen, gegart	119	498	E	✓	0
1 Port. (150 g)	179	747	E	✓	0
geräuchert	83	348	N	✓	0
1 Port. (150 g)	189	791	N	✓	0
in Öl (Kons.)	266	1114	E	•	0
1 Stück (25 g)	67	279	E	•	0
Schellfisch, gegart	78	327	E	✓	0
1 Port. (150 g)	125	522	E	✓	0
geräuchert	146	613	N	✓	0
1 Port. (150 g)	117	491	N	✓	0
Schillerlocke, geräuchert	162	680	N	✓	0
1 Port. (50 g)	81	340	N	✓	0
Scholle, gegart	90	375	E	✓	0
1 Port. (150 g)	135	563	E	✓	0
Seehecht (Hechtdorsch), gegart	92	386	E	✓	0
1 Port. (150 g)	138	579	E	✓	0
Seelachsfilet, gegart	82	344	E	✓	#
1 Port. (150 g)	123	516	E	✓	#

FISCH, MEERESFRÜCHTE UND ZUBEREITUNGEN

Lebensmittel (verzehrbarer Anteil)	Energie kcal	Energie kj	Gruppe	Eignung	Ballaststoffe in g
Seezunge, gegart	83	348	E	✓	0
1 Port. (150 g)	125	522	E	✓	0
geräuchert	88	370	N	✓	0
1 Port. (150 g)	132	555	N	✓	0
Sprotten, gegart	214	898	E	✓	0
1 Port. (150 g)	321	1347	E	✓	0
Sprotte, Konserve, abgetropft	212	886	E	•	0
1 Port. (50 g)	84	352	E	•	0
Steinbutt, gegart	83	348	E	✓	0
1 Port. (150 g)	125	522	E	✓	0
Thunfisch, gegart	242	1012	E	✓	0
1 Port. (150 g)	363	1518	E	✓	0
Thunfisch in Öl (Kons.)	347	1453	E	•	0
1 Dose (180 g)	625	2615	E	•	0
Tintenfisch, gegart (unpaniert)	85	355	E	✓	0
1 Port. (150 g)	128	533	E	✓	0
paniert	174	727	–	•	#
1 Port. (150 g)	261	1091	–	•	#
Zander, gegart	95	397	E	✓	0
1 Port (150 g)	143	596	E	✓	0
geräuchert	90	375	N	✓	0
1 Port. (50 g)	45	188	N	✓	0
Bouillabaisse (Suppe)	60	252	E	✓	#
1 Teller (250 g)	150	630	E	✓	2
Fischfrikadelle (paniert), gebacken	232	970	–	•	#
1 Port. (140 g)	325	1358	–	•	#
Fischstäbchen, gebacken	236	987	–	•	#
1 Port. (150 g)	354	1481	–	•	#

FISCH, MEERESFRÜCHTE UND ZUBEREITUNGEN

Lebensmittel (verzehrbarer Anteil)	Energie kcal	Energie kJ	Gruppe	Eignung	Ballaststoffe in g
Meeresfrüchte					
Garnelen, gegart					
1 Port. (100 g)	102	425	E	✓	0
Hummerfleisch, gegart					
1 Port. (100 g)	88	369	E	✓	0
Krabben, gegart					
1 Port. (100 g)	91	382	E	✓	0
Krebsfleisch, gegart					
1 Port. (100 g)	91	382	E	✓	0
Languste, gegart					
1 Port. (100 g)	102	428	E	✓	0
Miesmuscheln, gegart					
1 Port. (100 g)	70	292	E	✓	0
Venusmuscheln, gegart	77	322	E	✓	0
1 Port. (50 g)	39	161	E	✓	0

FLEISCH UND ZUBEREITUNGEN

Lebensmittel (verzehrbarer Anteil)	Energie kcal	Energie kJ	Gruppe	Eignung	Ballaststoffe in g
Kalbfleisch					
Bratenfleisch, gegart	107	447	E	✓	0
1 Port. (125 g)	134	559	E	✓	0
Brust (Spannrippe), gegart	131	549	E	✓	0
1 Port. (125 g)	164	686	E	✓	0
Filet, mager, gegart	111	466	E	✓	0
1 Port. (125 g)	139	583	E	✓	0
mittelfett, gegart	157	659	E	✓	0
1 Port. (125 g)	196	824	E	✓	0
Gulaschfleisch, mittelfett, gegart	125	523	E	✓	0
1 Port. (125 g)	156	654	E	✓	0
Hackfleisch, gegart	148	621	E	✓	0
1 Port. (125 g)	185	776	E	✓	0
Haxe, mager, gegart	123	513	E	✓	0
1 Port. (125 g)	128	534	E	✓	0
mittelfett, gegart	112	471	E	✓	0
1 Port. (125 g)	140	589	E	✓	0
Kochfleisch, gegart	131	549	E	✓	0
1 Port. (125 g)	164	686	E	✓	0
Kotelett, mager, o. Knochen, gegart	146	613	E	✓	0
1 Port. (150 g)	219	920	E	✓	0
mittelfett, o. Knochen, gegart	146	613	E	✓	0
1 Port. (125 g)	183	766	E	✓	0
Nacken (Kamm), mager, gegart	119	498	E	✓	0
1 Port. (125 g)	149	623	E	✓	0
mittelfett, gegart	128	537	E	✓	0
1 Port. (125 g)	160	671	E	✓	0

FLEISCH UND ZUBEREITUNGEN

Lebensmittel (verzehrbarer Anteil)	Energie kcal	kj	Gruppe	Eignung	Ballaststoffe in g
Rouladenfleisch, mager, gegart	102	427	E	✓	0
1 Port. (125 g)	128	534	E	✓	0
mittelfett, gegart	112	471	E	✓	0
1 Port. (125 g)	140	589	E	✓	0
Rollbraten ohne Füllung (Zub.), gegart	136	570	E	✓	#
1 Port. (150 g)	204	855	E	✓	#
Schnitzel, mager, gegart	102	427	E	✓	0
1 Port. (125 g)	128	534	E	✓	0
mittelfett, gegart	112	471	E	✓	0
1 Port. (125 g)	140	589	E	✓	0
Wiener Schnitzel	220	920	–	•	#
1 Port. (150 g)	321	1343	–	•	#
Schulter (Bug), gegart	107	447	E	✓	0
1 Port. (125 g)	134	559	E	✓	0
Steak, mager, gegart	105	439	E	✓	0
1 Port. (125 g)	131	549	E	✓	0
mittelfett, gegart	146	613	E	✓	0
1 Port. (125 g)	183	766	E	✓	0
Kalbsfrikassee	89	374	E	✓	#
1 Port. (200 g)	178	748	E	✓	#
Ragout fin (Kons.)	133	557	E	•	0
1 Port. (125 g)	166	696	E	•	0

Rindfleisch

Bratenfleisch, mager, gegart	129	540	E	✓	0
1 Port. (125 g)	161	675	E	✓	0
mittelfett, gegart	155	651	E	✓	0
1 Port. (125 g)	194	814	E	✓	0

FLEISCH UND ZUBEREITUNGEN

Lebensmittel (verzehrbarer Anteil)	Energie kcal	kJ	Gruppe	Eignung	Ballaststoffe in g
Fehlrippe, gegart	146	613	E	✓	0
1 Port. (125 g)	183	766	E	✓	0
Filet (Lende), mager, gegart	121	508	E	✓	0
1 Port. (125 g)	151	635	E	✓	0
mager, roh	121	508	N	•	0
1 Port. (125 g)	151	632	N	•	0
mittelfett, gegart	121	508	E	✓	0
1 Port. (125 g)	151	635	E	✓	0
Gulaschfleisch, mager, gegart	129	540	E	✓	0
1 Port. (125 g)	161	675	E	✓	0
mittelfett, gegart	155	651	E	✓	0
1 Port. (125 g)	194	814	E	✓	0
Gulasch (Kons.)	125	524	E	•	#
1 Port. (125 g)	156	655	E	•	#
Gulaschsuppe (selbst gemacht, ohne Kartoffeln)	56	234	E	✓	#
1 Teller (250 g)	140	585	E	✓	2
Gulaschsuppe (Kons.)	110	549	E	•	#
1 Tasse (150 g)	165	689	E	•	#
Ungarisches Gulasch	92	385	E	✓	1
1 Port. (160 g)	147	616	E	✓	2
Hackfleisch, gegart	202	846	E	✓	0
1 Port. (125 g)	253	1058	E	✓	0
Frikadelle (mit Möhren oder Quark)	214	895	E	✓	#
1 Port. (180 g)	385	1611	E	✓	1
Hackbraten (mit Möhren oder Quark)	203	849	E	✓	#

FLEISCH UND ZUBEREITUNGEN

Lebensmittel (verzehrbarer Anteil)	Energie kcal	kJ	Gruppe	Eignung	Ballaststoffe in g
1 Port. (150 g)	305	1274	E	✓	#
Hackfleisch, halb u. halb, gegart	230	965	E	•	0
1 Port. (125 g)	288	1206	E	✓	0
Hinterbein (Hesse), mager, gegart	134	562	E	✓	0
1 Port. (125 g)	168	703	E	✓	0
mittelfett, gegart	176	738	E	✓	0
1 Port. (125 g)	220	923	E	✓	0
Hochrippe, gegart	159	666	E	✓	0
1 Port. (125 g)	199	833	E	✓	0
Keule, mager, gegart	121	507	E	✓	0
1 Port. (125 g)	151	634	E	✓	0
mittelfett, gegart	148	620	E	✓	0
1 Port. (125 g)	185	775	E	✓	0
Kochfleisch, mager, gegart	189	790	E	✓	0
1 Port. (125 g)	236	988	E	✓	0
mittelfett, gegart	226	945	E	✓	0
1 Port. (125 g)	283	1181	E	✓	0
Kotelett, mager, gegart	130	546	E	✓	0
1 Port. (125 g)	163	683	E	✓	0
mittelfett, gegart	160	668	E	✓	0
1 Port. (125 g)	200	835	E	✓	0
Nacken (Kamm), mager, gegart	149	625	E	✓	0
1 Port. (125 g)	186	781	E	✓	0
mittelfett, gegart	160	668	E	✓	0
1 Port. (125 g)	200	835	E	✓	0
Oberschale, gegart	111	464	E	✓	0
1 Port. (125 g)	139	580	E	✓	0

FLEISCH UND ZUBEREITUNGEN

Lebensmittel (verzehrbarer Anteil)	Energie kcal	Energie kj	Gruppe	Eignung	Ballaststoffe in g
Ochsenschwanz, gegart	183	767	E	✓	0
Suppe, geb. (Kons.)	76	318	E	•	1
1 Teller (150 g)	114	477	E	•	2
Rouladenfleisch, mager, gegart	121	507	E	✓	0
1 Port. (125 g)	151	634	E	✓	0
mittelfett, gegart	148	620	E	✓	0
1 Port. (125 g)	185	775	E	✓	0
m. Sauce (Zub.)	122	512	E	✓	#
1 Port. (250 g)	450	1888	E	✓	#
Konserve	180	755	E	•	#
1 Port. (200 g)	244	1024	E	•	#
Rücken (Roastbeef), mager, gegart	130	546	E	✓	0
1 Port. (125 g)	163	683	E	✓	0
mittelfett, gegart	167	701	E	✓	0
1 Port. (125 g)	209	876	E	✓	0
Schulter (Bug), mittelfett, gegart	155	651	E	✓	0
1 Port. (125 g)	194	814	E	✓	0
Steak, mager, gegart	130	546	E	✓	0
1 Stück (150 g)	195	819	E	✓	0
mittelfett, gegart	146	613	E	✓	0
1 Port. (125 g)	183	766	E	✓	0
gegart, m. Kräuterbutter	243	1018	E	✓	#
1 Port. (180 g)	437	1832	E	✓	#
Tatar, roh	113	475	N	✓	0
1 Port. (75 g)	85	356	N	✓	0
Vorderbein (Hesse), mager, gegart	134	56	E	✓	0
1 Port. (125 g)	168	703	E	✓	0

FLEISCH UND ZUBEREITUNGEN

Lebensmittel (verzehrbarer Anteil)	Energie kcal	kJ	Gruppe	Eignung	Ballaststoffe in g
Rindfleischbrühe m. Ei	32	133	E	✓	#
1 Teller (250 g)	80	333	E	✓	#
Sauerbraten m. Sauce	119	499	E	✓	#
1 Port. (200 g)	238	998	E	✓	#
Tafelspitz, gekocht	163	683	E	✓	#
1 Port. (125 g)	204	854	E	✓	#
Schweinefleisch					
Bauch (Dünnung), mittelfett, gegart	320	1340	E	•	0
1 Port. (125 g)	400	1675	E	•	0
mit Mett gefüllt	262	1096	E	•	#
1 Port. (150 g)	393	1644	E	•	#
Brust (Spannrippe), gegart	187	785	E	•	0
1 Port. (125 g)	234	981	E	•	0
Filetfleisch, gegart	107	448	E	•	0
1 Port. (125 g)	134	560	E	•	0
Gulaschfleisch, gegart	161	672	E	•	0
1 Port. (125 g)	201	840	E	•	0
Hackfleisch, gegart	250	1045	E	•	0
1 Port. (125 g)	313	1306	E	•	0
Hackfleisch, halb u. halb, gegart	230	965	E	•	0
1 Port. (125 g)	288	1206	E	•	0
Haxe, mittelfett, gegart	178	746	E	•	0
1 Port. (125 g)	223	933	E	•	0
fett, gegart	209	873	E	•	0
1 Port. (125 g)	261	1091	E	•	0
m. Sauerkraut	219	915	E	•	#
1 Port. (200 g)	438	1830	E	•	1

FLEISCH UND ZUBEREITUNGEN

Lebensmittel (verzehrbarer Anteil)	Energie kcal	kj	Gruppe	Eignung	Ballaststoffe in g
Kasseler, gegart	141	591	E	•	0
1 Scheibe (20 g)	28	118	E	•	0
Kochfleisch, gegart	187	785	E	•	0
1 Port. (125 g)	233	981	E	•	0
Kotelett, gegart	133	558	E	•	0
1 Port. (125 g)	166	698	E	•	0
Mett (100 g)	250	1045	N	•	0
1 Port. (50 g)	125	523	N	•	0
Nacken (Kamm), gegart	169	706	E	•	0
1 Port. (125 g)	211	883	E	•	0
Roulade mit Sauce	125	524	E	•	#
1 Port. (200 g)	250	1048	E	•	1
Schnitzelfleisch, gegart	107	448	E	•	0
1 Port. (125 g)	134	560	E	•	0
paniert	239	932	–	•	#
1 Port. (150 g)	345	1443	–	•	#
mit Mandeln paniert	230	962	E	•	#
1 Port. (150 g)	345	1443	E	•	#
Cordon bleu	204	855	–	•	#
1 Port. (150 g)	306	1283	–	•	#
Jägerschnitzel	158	660	–	•	#
1 Port. (180 g)	284	1188	–	•	#
Rahmschnitzel, unpaniert	132	551	E	•	#
1 Port. (150 g)	198	827	E	•	#
Schnitzel natur	214	895	E	•	#
1 Port. (125 g)	268	1119	E	•	#
Steak, mager, gegart	133	558	E	•	0
1 Port. (125 g)	166	698	E	•	0
mittelfett, gegart	170	711	E	•	0
1 Port. (125 g)	213	889	E	•	0

FLEISCH UND ZUBEREITUNGEN

Lebensmittel (verzehrbarer Anteil)	Energie kcal	Energie kJ	Gruppe	Eignung	Ballaststoffe in g
Königsberger Klopse					
(selbst gemacht)	132	551	–	•	#
1 Port. (180 g)	238	992	–	•	#
Konserve	143	598	–	•	#
1 Stück (50 g)	72	299	–	•	0
Leberknödel (Suppeneinlage)	78	326	–	•	#
1 Port. = 2 Stück (200 g)	156	652	–	•	#
Markklößchen (Kons.)	409	1711	–	•	1
1 Stück (25 g)	102	428	–	•	#
Pichelsteiner Topf (Kons.)	74	310	–	•	1
1 Teller (250 g)	185	775	–	•	3
Schaschlik	270	1129	E	•	#
1 Port. (125 g)	338	1411	E	•	#
Schmorbraten m. Sauce	163	684	E	•	#
1 Port. (200 g)	326	1368	E	•	#
Spanferkel	125	524	E	•	#
1 Port. (125 g)	156	655	E	•	#

Lamm- und Schaffleisch

Lebensmittel (verzehrbarer Anteil)	Energie kcal	Energie kJ	Gruppe	Eignung	Ballaststoffe in g
Lammbraten (Zub.)	184	770	E	✓	#
1 Port. (200 g)	368	1540	E	✓	#
Lammkotelett m. Knochen,					
gegart	263	1100	E	✓	#
1 Port. (240 g)	631	2640	E	✓	#
Schaffleisch, gegart	222	929	E	✓	0
1 Port. (125 g)	278	1161	E	✓	0

Geflügel- und Wildfleisch

Lebensmittel (verzehrbarer Anteil)	Energie kcal	Energie kJ	Gruppe	Eignung	Ballaststoffe in g
Ente, Fleisch, gegart	225	944	E	✓	0
1 Port. (125 g)	281	1180	E	✓	0

FLEISCH UND ZUBEREITUNGEN

Lebensmittel (verzehrbarer Anteil)	Energie kcal	Energie kJ	Gruppe	Eignung	Ballaststoffe in g
Fasan, Fleisch, gegart	135	566	E	✓	0
1 Port. (125 g)	169	708	E	✓	0
Gans, Fleisch m. Haut, gegart	338	1414	E	✓	0
1 Port. (125 g)	423	1768	E	✓	0
Hähnchen, Fleisch m. Haut, gegart	144	602	E	✓	0
1 Port. (125 g)	180	753	E	✓	0
Hähnchenbrust, gegart	102	426	E	✓	0
1 Port. (125 g)	128	533	E	✓	0
Hähnchenkeule, gegart	214	897	E	✓	0
1 Port. (125 g)	268	1121	E	✓	0
Hase, Fleisch, gegart	116	485	E	✓	0
1 Port. (125 g)	145	606	E	✓	0
Hauskaninchen, Fleisch, gegart	146	610	E	✓	0
1 Port. (125 g)	183	763	E	✓	0
Pute, Fleisch m. Haut, gegart	216	905	E	✓	0
1 Port. (125 g)	270	1131	E	✓	0
Brust, gegart	107	446	E	✓	0
1 Port. (125 g)	134	558	E	✓	0
Keule, gegart	189	790	E	✓	0
1 Port. (125 g)	236	988	E	✓	0
Schnitzel, gebraten	145	607	E	✓	#
1 Port. (150 g)	218	911	E	✓	#
Rebhuhn, Fleisch, gegart	222	928	E	✓	0
1 Port. (125 g)	278	1160	E	✓	0
Suppenhuhn, Fleisch, gegart	276	1155	E	✓	0
1 Port. (125 g)	345	1444	E	✓	0
Eintopf m. Hühnerfl. u. Gemüse (ohne Kartoffeln)	86	360	E	✓	#
1 Teller (250 g)	215	900	E	✓	2

FLEISCH UND ZUBEREITUNGEN

Lebensmittel (verzehrbarer Anteil)	Energie kcal	kJ	Gruppe	Eignung	Ballaststoffe in g
Hühnerfrikassee	121	505	E	✓	#
1 Port. (200 g)	242	1010	E	✓	#
Wachtel, Fleisch, gegart	175	732	E	✓	0
1 Port. (125 g)	219	915	E	✓	0
Innereien					
Bries, Kalb, gegart	100	418	E	✓	0
1 Port. (125 g)	125	523	E	✓	0
Herz, Rind, gegart	97	405	E	✓	0
1 Port. (125 g)	121	506	E	✓	0
Hirn, Kalb, gegart	117	488	E	✓	0
1 Port. (125 g)	146	610	E	✓	0
Leber, Kalb, gegart	139	582	E	✓	0
1 Port. (125 g)	174	728	E	✓	0
Rind, gegart	139	581	E	✓	0
1 Port. (125 g)	174	726	E	✓	0
Schwein, gegart	117	488	E	•	0
1 Port. (125 g)	146	610	E	•	0
Niere, Kalb, gegart	112	470	E	✓	0
1 Port. (125 g)	140	588	E	✓	0
Rind, gegart	96	404	E	✓	0
1 Port. (125 g)	120	505	E	✓	0
Schwein, gegart	110	462	E	•	0
1 Port. (125 g)	138	578	E	•	0
Zunge, Rind, gegart	195	816	E	✓	0
1 Port. (125 g)	244	1020	E	✓	0

Bevorzugen Sie Fleisch von Rind, Kalb, Lamm und Schaf oder von Geflügel und Wild. Schweinefleisch ist aus Sicht der Trennkost nicht empfehlenswert und sollte daher gemieden werden.

FLEISCH- UND WURSTWAREN

Lebensmittel (verzehrbarer Anteil)	Energie kcal	Energie kj	Gruppe	Eignung	Ballaststoffe in g
Bierschinken	179	751	E	✓	#
1 Scheibe (30 g)	54	225	E	✓	0
Bierwurst	253	1061	E	✓	#
1 Scheibe (30 g)	76	318	E	✓	0
Bockwurst	295	1236	E	✓	#
1 Stück (115 g)	339	1421	E	✓	#
Bratwurst, geräuchert	301	1260	E	✓	#
1 Stück (150 g)	452	1890	E	✓	#
Bündner Fleisch	233	1017	N	✓	0
1 Portion (30 g)	70	305	N	✓	0
Cabanossi	311	1304	E	✓	#
1 Port. (125 g)	389	1630	E	✓	#
Cervelatwurst	296	1239	N	✓	#
1 Scheibe (30 g)	89	372	N	✓	0
Cocktailwürstchen	303	1269	E	✓	#
1 Glas (125 g) = 20 Stück	379	1586	E	✓	#
Corned beef, deutsch	126	528	E	✓	0
1 Scheibe (25 g)	32	132	E	✓	0
Debreziner (Brühwurst)	312	1307	E	✓	#
1 Stück (125 g)	390	1634	E	✓	#
Fleischkäse, einfach	351	1468	E	✓	0
1 Scheibe (30 g)	105	440	E	✓	0
Fleischwurst/Stadtwurst	375	1568	E	✓	#
1 Scheibe (30 g)	113	470	E	✓	#
Frühstücksfleisch (Kons.)	304	1273	E	✓	0
1 Port. (30 g)	91	382	E	✓	0
Geflügelwurst	265	1109	E	✓	#
1 Scheibe (30 g)	80	333	E	✓	0
Gelbwurst	284	1189	E	✓	0
1 Scheibe (30 g)	85	357	E	✓	0

FLEISCH- UND WURSTWAREN

Lebensmittel (verzehrbarer Anteil)	Energie kcal	Energie kJ	Gruppe	Eignung	Ballaststoffe in g
Herzwurst	280	1172	E	✓	#
1 Port. (30 g)	84	352	E	✓	0
Jagdwurst	229	960	E	✓	#
1 Scheibe (20 g)	46	192	E	✓	0
Kalbsleberwurst	322	1348	E	✓	#
1 Port. (30 g)	97	404	E	✓	#
Katenrauchwurst	316	1323	E	✓	#
1 Port. (30 g)	95	397	E	✓	0
Krakauer	264	1107	E	✓	#
1 Port. (30 g)	79	332	E	✓	0
Landjäger	374	1566	N	✓	#
1 Port. (30 g)	112	470	N	✓	0
Leberkäse	283	1184	E	✓	#
1 Scheibe (30 g)	85	355	E	✓	0
Leberpastete	266	1113	E	✓	#
1 Port. (30 g)	80	334	E	✓	#
Leberwurst, Hausmacher Art	436	1827	E	✓	0
1 Port. (30 g)	131	548	E	✓	0
m. Kräutern	362	1514	E	✓	#
1 Port. (30 g)	109	454	E	✓	#
Lyoner, fettarm	308	1291	E	✓	#
1 Scheibe (20 g)	62	258	E	✓	0
Mettwurst, grob	340	1422	E	✓	#
1 Port. (30 g)	102	427	E	✓	0
Mortadella, fettarm	289	1210	E	✓	0
1 Scheibe (30 g)	87	363	E	✓	0
Plockwurst	396	1657	E	✓	#
1 Port. (30 g)	119	497	E	✓	0
Presskopf	281	1176	E	✓	#
1 Scheibe (30 g)	84	353	E	✓	#

FLEISCH- UND WURSTWAREN

Lebensmittel (verzehrbarer Anteil)	Energie kcal	kj	Gruppe	Eignung	Ballaststoffe in g
Putenbrust, geräuchert	69	288	E	✓	#
1 Scheibe (30 g)	21	87	E	✓	#
Rauchfleisch	128	538	N	✓	0
1 Port. (30 g)	38	161	N	✓	0
Rindersaftschinken, roh	106	444	N	✓	0
1 Scheibe (30 g)	32	133	N	✓	0
Rindersalami	232	971	N	✓	0
1 Scheibe (10 g)	23	97	N	✓	0
Rindswurst	241	1008	E	✓	#
1 Stück (125 g)	301	1260	E	✓	#
Rostbratwurst	243	1018	E	✓	#
1 Stück (150 g)	365	1527	E	✓	#
Salami	316	1323	N	✓	#
1 dünne Scheibe (10 g)	32	132	N	✓	0
Saumagen, Pfälzer	185	776	E	•	2
1 Port. (125 g)	231	970	E	•	2
Schinken, gekocht	215	901	E	✓	0
1 Scheibe (40 g)	86	360	E	✓	0
roh, geräuchert	360	1506	N	✓	0
1 Scheibe (30 g)	108	452	N	✓	0
Schinkenspeck, roh	697	2918	N	✓	0
1 Scheibe (30 g)	209	875	N	✓	0
Schinkenwurst	287	1203	E	✓	#
1 Scheibe (30 g)	86	361	E	✓	0
Schinkenwurst, Göttinger	358	1499	E	✓	#
1 Port. (30 g)	107	450	E	✓	0

FLEISCH- UND WURSTWAREN

Lebensmittel (verzehrbarer Anteil)	Energie kcal	kj	Gruppe	Eignung	Ballaststoffe in g
Schwartenmagen	304	1274	E	•	#
1 Port. (30 g)	91	382	E	•	0
Schwarzwälder Speck	118	493	N	•	0
1 Scheibe (30 g)	35	148	N	•	0
Speck, durchwachsen	697	2918	N	✓	0
1 Scheibe (30 g)	209	875	N	✓	0
Streichmettwurst	369	1544	E	✓	#
1 Port. (30 g)	111	463	E	✓	0
Sülzkotelett	141	589	E	✓	#
1 Port. (200 g)	282	1178	E	✓	#
Teewurst	366	1532	E	✓	#
1 Port. (30 g)	110	460	E	✓	0
Thüringer Rotwurst	345	1444	E	✓	0
1 Scheibe (30 g)	104	433	E	✓	0
Tiroler Schinkenwurst	160	670	E	✓	#
1 Scheibe (30 g)	48	201	E	✓	0
Trüffelleberwurst	349	1461	E	✓	1
1 Port. (30 g)	105	438	E	✓	#
Weißwurst, roh	289	1212	E	✓	#
1 Stück (125 g)	361	1515	E	✓	#
Wiener Würstchen	303	1269	E	✓	0
1 Paar (70 g)	212	888	E	✓	0
Wurstsülze	34	143	E	✓	#
1 Scheibe (30 g)	10	43	E	✓	#
Zungenblutwurst	363	1518	E	✓	#
1 Scheibe (30 g)	109	455	E	✓	#
Zungenpresskopf	233	974	E	✓	#
1 Port. (30 g)	70	292	E	✓	0

FLEISCH- UND WURSTWAREN

Lebensmittel (verzehrbarer Anteil)	Energie kcal	Energie kJ	Gruppe	Eignung	Ballaststoffe in g
Zwiebelleberwurst, einfach	328	1373	E	✓	#
1 Port. (30 g)	98	412	E	✓	#
Zwiebelwurst	394	1650	E	✓	#
1 Port. (30 g)	118	495	E	✓	0

Da Schweinefleisch nach den Regeln der Trennkost zu meiden ist, sollten Sie auch bei Fleisch- und Wurstwaren auf Sorten aus Rind- oder Geflügelfleisch ausweichen. Die oben aufgeführten Wurstsorten werden inzwischen von guten Fleischerfachgeschäften auch ohne Zusatz von Schweinefleisch und -fett angeboten. Deshalb wurden die meisten Fleisch- und Wurstwaren dieser Tabelle als trennkostgeeignet eingestuft.

GEMÜSE, GEMÜSEPRODUKTE UND ZUBEREITUNGEN

Lebensmittel (verzehrbarer Anteil)	Energie kcal	kJ	Gruppe	Eignung	Ballaststoffe in g
Gemüse, Kartoffeln und Hülsenfrüchte					
Alfalfasprossen	24	100	N	✓	2
1 Port. (50 g)	12	50	N	✓	#
Artischocke, roh	22	93	N	✓	4
1 Stück (250 g)	55	233	N	✓	5
Artischockenböden (Kons.)	12	50	N	•	2
1 Port. (150 g)	18	75	N	•	3
Aubergine, roh	17	72	N	✓	1
1 Stück (200 g)	34	144	N	✓	3
Avocado	217	909	N	✓	2
1 Stück, mittelgroß (300 g)	651	2727	N	✓	5
Bambussprossen	18	76	N	✓	2
1 Port. (50 g)	9	38	N	✓	#
Bleichsellerie, roh	17	70	N	✓	2
1 Port. (200 g)	34	140	N	✓	4
Blumenkohl, roh	23	95	N	✓	3
1 Port. (200 g)	46	190	N	✓	5
Gemüse	65	271	N	✓	2
1 Port. (200 g)	130	542	N	✓	4
überbacken m. Bechamelsauce	77	321	K	✓	1
1 Port. (250 g)	193	803	K	✓	3
Bohnen,					
dick, getrocknet	234	978	–	•	20
1 Port. (75 g)	176	734	–	•	15
dick, m. Speck (Zub.)	194	814	–	•	15
1 Port. (200 g)	388	1628	–	•	29
Eintopf	69	289	–	•	2
1 Teller (250 g)	173	723	–	•	6
grün	25	106	N	✓	3
1 Port. (200 g)	50	212	N	✓	6

GEMÜSE, GEMÜSEPRODUKTE UND ZUBEREITUNGEN

Lebensmittel (verzehrbarer Anteil)	**Energie** kcal	kj	Gruppe	Eignung	Ballaststoffe in g
Kidneybohnen (Kons.)	63	262	–	•	17
1 Port. (200 g)	126	524	–	✓	8
Limabohnen (Kons.)	65	271	–	•	3
1 Dose (150 g)	98	407	–	•	4
Mungobohnensprossen, roh	24	99	N	✓	#
1 Port. (50 g)	12	50	N	✓	#
Sojabohnen, getrocknet	416	1742	–	•	6
1 Port. (50 g)	208	871	–	•	6
Sojabohnensprossen, roh	52	217	N	✓	1
1 Port. (50 g)	26	109	N	✓	#
Sojabohnensprossen (Kons.)	41	172	N	•	#
1 Port. (50 g)	21	86	N	•	#
Suppe, serbisch (Kons.)	229	960	–	•	5
1 Teller (250 g)	573	2400	–	•	13
weiß, getrocknet	263	1101	–	•	23
1 Port. (50 g)	132	551	–	•	12
Wachsbohnen, roh	32	132	N	✓	2
1 Port. (200 g)	64	264	N	✓	3
Brokkoli, roh	26	110	N	✓	4
1 Port. (200 g)	52	220	N	✓	7
gedünstet	53	220	N	✓	3
1 Port. (200 g)	106	440	N	✓	5
Chicoree, roh	17	72	N	✓	2
1 Port. (200 g)	34	144	N	✓	3
Chinakohl, roh	14	57	N	✓	2
1 Port. (200 g)	28	114	N	✓	3
Cornichons (Sauerkons.)	8	35	N	•	#
1 Stück (5 g)	0	2	N	•	#
Eisbergsalat	13	55	N	✓	2
1 Port. (75 g)	10	41	N	✓	1

GEMÜSE, GEMÜSEPRODUKTE UND ZUBEREITUNGEN

Lebensmittel (verzehrbarer Anteil)	**Energie** kcal	kJ	Gruppe	Eignung	Ballaststoffe in g
Endivien (Escariol)	11	46	N	✓	2
1 Port. (75 g)	8	35	N	✓	2
Erbsen, grün, roh	82	342	N	✓	4
1 Port. (200 g)	164	684	N	✓	9
grün, getrocknet	105	439	–	•	16
1 Port. (50 g)	53	220	–	•	8
Erbsen- u. Karottengemüse	61	255	N	✓	2
1 Port. (200 g)	122	510	N	✓	4
Kichererbsen, getrocknet	268	1122	–	•	15
1 Port. (50 g)	134	561	–	•	8
Suppe (aus getrockneten Erbsen)	58	241	–	•	#
1 Teller (250 g)	145	603	–	•	1
Feldsalat	14	60	N	✓	2
1 Port. (75 g)	11	45	N	✓	1
Fenchel, roh	25	103	N	✓	3
1 kl. Knolle (130 g)	33	134	N	✓	4
Getreidesprossen	70	291	N	✓	3
1 Port. (50 g)	35	146	N	✓	1
Gewürzgurken (Sauerkons.)	12	49	N	•	#
1 Stück (50 g)	6	25	N	•	#
Grünkohl, roh	37	155	N	✓	4
1 Port. (200 g)	74	310	N	✓	8
Gemüse (ohne Speck)	61	254	N	✓	3
1 Port. (200 g)	122	508	N	✓	7
Gurke, roh	12	51	N	✓	#
1 Stück (400 g)	48	204	N	✓	3
Gemüse	52	217	N	✓	#
1 Port. (200 g)	104	434	N	✓	2

GEMÜSE, GEMÜSEPRODUKTE UND ZUBEREITUNGEN

Lebensmittel (verzehrbarer Anteil)	Energie kcal	kj	Gruppe	Eignung	Ballaststoffe in g
Salat m. Joghurt	33	140	N	✓	#
1 Port. (165 g)	54	231	N	✓	#
Karotten, roh	26	108	N	✓	3
1 Stück (40 g)	10	43	N	✓	1
Saft	22	91	N	✓	2
1 Glas (200 ml)	22	91	N	✓	3
Salat (Sauerkons.)	14	57	N	•	2
1 Glas (360 g)	50	205	N	•	6
Kartoffeln, geschält, roh	71	298	K	✓	2
1 Port. (200 g)	142	596	K	✓	5
Bauernfrühstück	136	568	–	•	2
1 Port. (250 g)	340	1420	–	•	4
Béchamelkartoffeln (mit Sahne)	79	332	K	✓	1
1 Port. (250 g)	198	830	K	✓	3
Bratkartoffeln	112	467	K	✓	2
1 Port. (200 g)	224	934	K	✓	4
Brei (mit Sahne)	68	283	K	✓	2
1 Port. (200 g)	136	566	K	✓	4
Chips	535	2242	K	•	1
1 Beutel (175 g)	936	3924	K	•	3
Gratin (mit Sahne, ohne Käse)	155	648	K	✓	1
1 Port. (250 g)	388	1620	K	✓	3
Klöße aus gek. Kart. (mit Sahne, ohne Ei)	100	420	K	✓	2
1 Port. (200 g)	200	840	K	✓	4
Klöße halb u. halb, Tr.-prod.	84	350	–	•	2
1 Port. Pulver (50 g)	42	175	–	•	1
Kroketten	144	604	–	•	2

GEMÜSE, GEMÜSEPRODUKTE UND ZUBEREITUNGEN

Lebensmittel (verzehrbarer Anteil)	Energie kcal	kJ	Gruppe	Eignung	Ballaststoffe in g
1 Port. (150 g)	216	906	–	•	3
Pellkartoffeln	71	298	K	✓	2
1 Port. (200 g)	142	596	K	✓	5
Pommes frites	157	658	K	✓	3
1 Port. (150 g)	236	987	K	✓	5
Puffer (mit Eigelb)	146	610	K	✓	2
1 Port. (200 g)	292	1220	K	✓	4
Püree, Tr.-prod. (Zub.)	79	329	–	•	8
1 Port. (40 g)	32	132	–	•	3
Rösti	147	617	K	✓	2
1 Port. (150 g)	221	926	K	✓	3
Stärkemehl	341	1427	K	✓	#
1 TL (5 g)	17	71	K	✓	#
Suppe m. Speck u. Zwiebeln	54	224	K	•	2
1 Port. (200 g)	108	448	K	•	4
Süßkartoffeln (Bataten)	111	466	K	✓	7
1 Port. (200 g)	222	932	K	✓	14
Sticks, 1 Beutel (100 g)	492	2060	K	•	1
Knoblauch	142	593	N	✓	2
1 Zehe (2 g)	3	12	N	✓	0
Kohlrabi, roh	25	103	N	✓	1
1 Port. (200 g)	50	206	N	✓	3
gedünstet	43	180	N	✓	1
1 Port. (200 g)	86	360	N	✓	3
Kohlrübe (Steckrübe), roh	27	115	N	✓	3
1 Port. (200 g)	54	230	N	✓	5
Kopfsalat	12	49	N	✓	2
1 Port. (75 g)	9	37	N	✓	1
Kresse	38	159	N	✓	5
1 Port. (25 g)	10	40	N	✓	#

GEMÜSE, GEMÜSEPRODUKTE UND ZUBEREITUNGEN

Lebensmittel (verzehrbarer Anteil)	Energie kcal	Energie kj	Gruppe	Eignung	Ballaststoffe in g
Kürbis, roh	27	112	N	✓	#
1 Port. (125 g)	34	140	N	✓	1
Konserve, ungesüßt	9	36	N	•	#
1 Port. (125 g)	11	45	N	•	#
Lauch (Porree), roh	26	107	N	✓	4
1 Port. (200 g)	52	214	N	✓	7
Gemüse	69	290	N	✓	2
1 Port. (200 g)	138	580	N	✓	4
Linsen, getrocknet	309	1293	–	•	12
1 Port. (50 g)	155	647	–	•	6
Eintopf m. Speck u. Kartoffeln	118	492	–	•	2
1 Teller (250 g)	295	1230	–	•	5
Sprossen, roh	119	499	N	✓	3
1 Port. (50 g)	60	250	N	✓	2
Luzernensprossen (Alfalfa)	32	134	N	✓	2
1 Port. (30 g)	10	40	N	✓	#
Mangold, roh	25	106	N	✓	2
1 Port. (200 g)	50	212	N	✓	4
Meerrettich, roh	64	266	N	✓	8
1 Port. (200 g)	128	532	N	✓	17
Konserve	50	225	N	✓	5
1 geh. TL (8 g)	4	18	N	✓	#
Okras, roh	20	84	N	✓	3
1 Port. (200 g)	40	168	N	✓	6
Oliven, grün	130	545	N	✓	4
1 Stück (3 g)	4	16	N	✓	#
schwarz	353	1478	N	✓	1
1 Stück (3 g)	11	44	N	✓	0
Palmenherzen, roh	36	151	N	✓	4
1 Port. (200 g)	72	302	N	✓	8

GEMÜSE, GEMÜSEPRODUKTE UND ZUBEREITUNGEN

Lebensmittel (verzehrbarer Anteil)	Energie kcal	Energie kj	Gruppe	Eignung	Ballaststoffe in g
Paprikaschote, roh	20	85	N	✓	2
1 Stück (100 g)	20	85	N	✓	2
gefüllt m. Hackfleisch (vom Rind)	66	275	E	✓	1
1 Port. (240 g)	158	660	E	✓	3
Gemüse	46	192	N	✓	2
1 Port. (200 g)	92	384	N	✓	3
Perlzwiebeln (Kons.)	48	199	N	•	#
1 Stück (2 g)	1	4	N	•	0
Petersilie	53	220	N	✓	4
1 Bund (20 g)	11	44	N	✓	#
Pfefferschoten, roh	38	159	N	✓	2
1 Port. (30 g)	11	48	N	✓	#
Pfeilwurzelmehl	137	575	K	✓	3
1 Port. (200 g)	274	1150	K	✓	5
Radicchio	14	57	N	✓	2
1 Port. (75 g)	11	43	N	✓	1
Radieschen	15	61	N	✓	1
1 Stück (5 g)	1	3	N	✓	#
Rettich, roh	14	57	N	✓	1
1 Stück, mittelgroß (160 g)	22	91	N	✓	2
Romanasalat	16	67	N	✓	2
1 Port. (75 g)	12	50	N	✓	1
Rosenkohl, roh	36	151	N	✓	4
1 Port. (200 g)	72	302	N	✓	9
gedünstet, ohne Speck	63	262	N	✓	4
1 Port. (200 g)	126	524	N	✓	8
Rote Bete, roh	42	175	N	✓	4
1 Port. (200 g)	84	350	N	✓	7

GEMÜSE, GEMÜSEPRODUKTE UND ZUBEREITUNGEN

Lebensmittel (verzehrbarer Anteil)	Energie kcal	kJ	Gruppe	Eignung	Ballaststoffe in g
Sauerkonserve	27	112	N	•	2
1 Port. (200 g)	54	224	N	•	4
Rotkohl, roh	23	95	N	✓	3
1 Port. (200 g)	46	190	N	✓	5
Gemüse	55	229	N	✓	2
1 Port. (200 g)	110	458	N	✓	4
Sauerkraut, abgetropft, roh	17	70	N	✓	2
1 Port. (200 g)	34	140	N	✓	4
Konserve	16	65	N	✓	1
1 Port. (200 g)	32	130	N	✓	3
Schalotten, roh	22	92	N	✓	#
1 Stück (20 g)	4	18	N	✓	#
Schnittlauch, frisch, roh	27	114	N	✓	6
1 Bund (20 g)	5	23	N	✓	1
Schwarzwurzeln, roh	17	70	N	✓	5
1 Port. (200 g)	34	140	N	✓	10
Sellerie, roh	17	70	N	✓	2
1 Port. (200 g)	34	140	N	✓	4
Salat (Sauerkonserve)	11	45	N	•	2
1 Glas (340 g)	37	153	N	•	7
Spargel, roh	18	74	N	✓	2
1 Port. (200 g)	36	148	N	✓	3
Cremesuppe (Kons.)	66	276	N	•	#
1 Port. (200 g)	132	552	N	•	1
Spinat, roh	17	73	N	✓	2
1 Port. (200 g)	34	146	N	✓	4
Gemüse	59	246	N	✓	3
1 Port. (200 g)	118	492	N	✓	6
Spitzkohl, roh	23	96	N	✓	3
1 Port. (200 g)	46	192	N	✓	5

GEMÜSE, GEMÜSEPRODUKTE UND ZUBEREITUNGEN

Lebensmittel (verzehrbarer Anteil)	Energie kcal	kJ	Gruppe	Eignung	Ballaststoffe in g
Suppengrün	24	100	N	✓	4
1 Port. (200 g)	48	200	N	✓	8
Tomaten, gekocht	12	50	E	✓	1
Tomaten, roh	17	73	N	✓	2
1 Stück (65 g)	11	47	N	✓	1
Cremesuppe	22	91	E	✓	#
1 Port. (200 g)	44	182	E	✓	1
Tomatensaft	15	61	E	✓	2
1 Glas (200 ml)	15	61	E	✓	5
Tomatenpaprika (Sauerkons.)	20	85	E	•	1
1 Port. (100 g)	20	85	E	•	1
Topinambur	31	130	N	✓	12
1 Port. (200 g)	62	260	N	✓	24
Weißkohl, roh	25	104	N	✓	3
1 Port. (200 g)	50	208	N	✓	5
Gemüse, ohne Speck	86	358	N	✓	2
1 Port. (200 g)	172	716	N	✓	5
Kohlroulade m. Hackfl.-Füllung (ohne Brötchen)	87	364	E	✓	2
1 Port. (160 g)	139	582	E	✓	3
Salat, gedünstet, m. Joghurt	27	111	N	✓	2
1 Port. (125 g)	34	139	N	✓	3
Salat m. Öl	59	247	N	✓	2
1 Port. (200 g)	118	494	N	✓	4
Wirsingkohl, roh	26	109	N	✓	3
1 Port. (200 g)	52	218	N	✓	6
Gemüse	44	186	N	✓	3
1 Port. (200 g)	88	372	N	✓	6
Zucchini, roh	19	80	N	✓	1
1 Stück, mittelgroß (200 g)	38	160	N	✓	2

GEMÜSE, GEMÜSEPRODUKTE UND ZUBEREITUNGEN

Lebensmittel (verzehrbarer Anteil)	Energie kcal	Energie kj	Gruppe	Eignung	Ballaststoffe in g
Zuckermais, roh, 1 Port. (100 g)	89	374	N	✓	4
Konserve	76	317	N	•	3
1 Port. (100 g)	76	317	N	•	3
Zwiebeln, roh	28	117	N	✓	3
1 Stück (30 g)	8	35	N	✓	#
Gemüse m. Speck	53	220	N	•	3
1 Port. (200 g)	106	440	N	•	5
getrocknet	293	1227	N	✓	26
1 geh. TL (5 g)	15	61	N	✓	1
Suppe (ohne Brot)	31	131	N	✓	#
1 Port. (200 g)	62	262	N	✓	#
Frühlingsrolle	188	786	–	•	2
1 Stück (150 g)	282	1179	–	•	3
Gazpacho (span. Gemüsesuppe)	22	92	E	✓	1
1 Teller (250 g)	55	230	E	✓	3
Gemüseeintopf m. Fleisch (ohne Kartoffeln)	57	237	E	✓	2
1 Teller (250 g)	143	593	E	✓	4
Leipziger Allerlei	44	184	N	✓	2
1 Port. (200 g)	88	368	N	✓	5
Minestrone (mit Kartoffeln)	81	340	K	✓	#
1 Teller (250 g)	203	850	K	✓	1
Ratatouille	49	204	N	✓	2
1 Port. (200 g)	98	408	N	✓	3
Rohkostsalat m. Öl	59	248	N	✓	1
1 Port. (200 g)	118	496	N	✓	2
Waldorfsalat m. Mayonnaise	99	416	N	•	3
1 Port. (125 g)	124	520	N	•	3

GEMÜSE, GEMÜSEPRODUKTE UND ZUBEREITUNGEN

Lebensmittel (verzehrbarer Anteil)	Energie kcal	kJ	Gruppe	Eignung	Ballaststoffe in g
Pilze					
Champignons roh	15	64	N	✓	3
1 Port. (200 g)	30	128	N	✓	5
Konserve	14	60	N	•	1
1 Port. (200 g)	28	120	N	•	3
Hallimasche, roh	15	63	N	✓	3
1 Port. (200 g)	30	126	N	✓	5
Morcheln, roh	11	47	N	✓	3
1 Port. (200 g)	22	94	N	✓	5
Pfifferlinge, roh	11	46	N	✓	5
1 Port. (200 g)	22	92	N	✓	10
Pilzsuppe, gebunden	30	124	K	✓	#
1 Port. (200 g)	60	248	K	✓	#
Rotkappen	14	58	N	✓	1
1 Port. (200 g)	28	116	N	✓	3
Shiitakepilze, roh	42	176	N	✓	2
1 Port. (200 g)	84	352	N	✓	4
getrocknet	237	991	K	✓	11
1 Port. (25 g)	59	248	K	✓	3
Steinpilze, roh	20	83	N	✓	3
1 Port. (200 g)	40	166	N	✓	6
getrocknet	149	623	K	✓	29
1 Port. (25 g)	37	156	K	✓	7
Konserve	11	47	N	•	1
1 Port. (100 g)	11	47	N	•	1
Trüffeln	48	202	N	✓	18
1 Port. (10 g)	5	20	N	✓	2

GETRÄNKE

Lebensmittel (verzehrbarer Anteil)	Energie kcal	Energie kJ	Gruppe	Eignung	Ballaststoffe in g
Kaffee und Erfrischungsgetränke					
Colagetränk (coffeinhaltig)	61	254	K	•	0
1 Glas (200 ml)	132	508	K	•	0
Früchtetee	0	0	E	✓	0
1 Tasse (150 ml)	0	0	E	✓	0
Fruchtsaftgetränk aus Beerenobst (außer Heidelbeeren)	51	213	E	✓	#
1 Glas (200 ml)	102	426	E	✓	1
aus Kernobst	55	232	E	✓	2
1 Glas (200 ml)	110	464	E	✓	3
aus Steinobst	46	194	E	✓	#
1 Glas (200 ml)	92	388	E	✓	#
aus Trauben	62	258	E	✓	#
1 Glas (200 ml)	124	516	E	✓	#
aus Zitrusfrüchten	47	198	E	✓	#
1 Glas (200 ml)	94	396	E	✓	#
Kaffee m. Milch u. Zucker	12	49	–	•	0
1 Tasse (150 ml)	18	74	–	•	0
Kaffee, schwarz	2	8	N	•	0
1 Tasse (150 ml)	3	12	N	•	0
Kakaogetränk	130	543	K	•	#
1 Tasse (150 ml)	195	815	K	•	#
Kokosmilch, frisch	24	102	N	✓	0
1 Glas (200 ml)	48	204	N	✓	0
Kräutertee	0	0	N	✓	0
1 Tasse (150 ml)	0	0	N	✓	0
Limonade	42	174	–	•	0
1 Glas (200 ml)	84	328	–	•	0

GETRÄNKE

Lebensmittel (verzehrbarer Anteil)	Energie kcal	kJ	Gruppe	Eignung	Ballaststoffe in g
Malzkaffee, Instant	314	1313	N	✓	22
1 EL Pulver (8 g)	25	105	N	✓	2
Tee, schwarzer (ohne Zucker)	0	0	N	•	0
1 Tasse (150 ml)	0	0	N	•	0
Alkoholische Getränke					
Apfelwein	66	276	E	✓	0
1 Glas (200 ml)	132	552	E	✓	0
Bier, alkoholfrei	26	107	K	✓	0
1 Glas (250 ml)	42	177	K	✓	0
Bier m. Limonade (Radler)	34	142	K	•	0
1 Glas (250 ml)	85	355	K	•	0
Berliner Weiße m. Schuss	53	220	K	•	0
1 Glas (250 ml)	133	550	K	•	0
Doppelbock	62	261	K	✓	0
1 Glas (250 ml)	155	653	K	✓	0
Export, hell	44	185	K	✓	0
1 Glas (250 ml)	110	463	K	✓	0
Malzbier	55	231	K	✓	0
1 Glas (250 ml)	138	578	K	✓	0
Pils, hell	42	177	K	✓	0
1 Glas (250 ml)	65	268	K	✓	0
Starkbier	60	250	K	✓	0
1 Glas (250 ml)	150	625	K	✓	0
Weizenbier, obergärig	43	179	K	✓	0
1 Glas (500 ml)	215	895	K	✓	0
Branntwein, 38 Vol.-%	250	1046	N	✓	0
1 Glas (2 cl)	50	209	N	✓	0
Calvados, 40 Vol.-%	313	1310	N	✓	0
1 Glas (2 cl)	63	262	N	✓	0

GETRÄNKE

Lebensmittel (verzehrbarer Anteil)	Energie kcal	kJ	Gruppe	Eignung	Ballaststoffe in g
Champagner, trocken	79	330	E	✓	0
1 Glas (100 ml)	79	330	E	✓	0
Cognac, 40 Vol.-%	237	994	N	•	0
1 Glas (20 ml)	47	199	N	•	0
Curaçao, 30 Vol.-%	318	1331		•	0
1 Glas (2 cl)	64	266		•	0
Eierlikör, 20 Vol.-%	285	1192		•	0
1 Glas (2 cl)	57	238		•	0
Gin, 45 Vol.-%	262	1099	N	✓	0
1 Glas (2 cl)	52	220	N	✓	0
Glühwein	105	438		•	#
1 Glas (200 ml)	210	876		•	#
Grand Marnier, 32 Vol.-%	318	1331		•	0
1 Glas (2 cl)	64	266		•	0
Himbeergeist, 40 Vol.-%	242	1015	N	✓	0
1 Glas (2 cl)	48	203	N	✓	0
Kirschwasser, 40 Vol.-%	242	1015	N	✓	0
1 Glas (2 cl)	48	203	N	✓	0
Madeirawein	167	699	–	•	0
1 Glas (5 cl)	84	350	–	•	0
Mandellikör, 25 Vol.-% (Amaretto)	318	1331	K	•	0
1 Glas (2 cl)	64	266	K	•	0
Portwein	153	642	–	•	0
1 Glas (5 cl)	77	321	–	•	0
Rotwein,					
leicht	66	277	E	✓	0
1 Glas (200 ml)	132	554	E	✓	0
mittelschwer (Qualitätswein)	66	277	E	✓	0
1 Glas (200 ml)	132	554	E	✓	0

GETRÄNKE

Lebensmittel (verzehrbarer Anteil)	Energie kcal	kJ	Gruppe	Eignung	Ballaststoffe in g
schwer	78	328	E	✓	0
1 Glas (200 ml)	156	656	E	✓	0
Rum, 40 Vol.-%	231	969	N	•	0
1 Glas (2 cl)	46	194	N	•	0
Sekt	79	330	E	✓	0
1 Glas (100 ml)	79	330	E	✓	0
Sherry, trocken	117	489	N	✓	0
1 Glas (5 cl)	59	245	N	✓	0
Tokayer	152	637	–	•	0
1 Glas (5 cl)	76	319	–	•	0
Wacholderschnaps, 40 Vol.-%	210	879	N	✓	0
1 Glas (2 cl)	42	176	N	✓	0
Weinbrand, 38 Vol.-%	237	994	N	•	0
1 Glas (2 cl)	47	199	N	•	0
Weißwein, Auslese	98	410	E	✓	0
1 Glas (125 ml)	123	513	E	✓	0
Eiswein	98	410	–	✓	0
1 Glas (200 ml)	196	820	–	✓	0
Kalte Ente	101	421	E	✓	#
1 Glas (200 ml)	202	842	E	✓	#
lieblich	98	410	E	✓	0
1 Glas (200 ml)	196	820	E	✓	0
Schorle	37	156	E	✓	0
1 Glas (200 ml)	74	312	E	✓	0
trocken	72	302	E	✓	0
1 Glas (200 ml)	144	604	E	✓	0
Weißherbst (Qualitätswein)	88	369	E	✓	0
1 Glas (200 ml)	176	788	E	✓	0
Wermutwein	126	528	–	•	0
1 Glas (5 cl)	63	264	–	•	0

GETRÄNKE

Lebensmittel (verzehrbarer Anteil)	**Energie** kcal	kJ	Gruppe	Eignung	Ballaststoffe in g
Whisky, 40 Vol.-%	250	1046	N	•	0
1 Glas (4 cl)	100	418	N	•	0
Zwetschgenwasser, 40 Vol.-%	242	1015	N	✓	0
1 Glas (2 cl)	48	203	N	✓	0

Trennkostgeeignete Getränke sind Mineralwasser, Kräuter- oder Früchtetees und mit Wasser verdünnte Obstsäfte. Jedoch ist auch hin und wieder ein kleines Glas Alkohol erlaubt. Man sollte dann allerdings nicht zu den hochprozentigen Spirituosen greifen, sondern ein Glas herben Rot- oder Weißwein oder ein Bier genießen. Schwarzer Tee, Bohnenkaffee sowie Kakao sind aufgrund ihres Koffeingehaltes zu meiden.

GETREIDE UND GETREIDEERZEUGNISSE

Lebensmittel (verzehrbarer Anteil)	Energie kcal	Energie kJ	Gruppe	Eignung	Ballaststoffe in g
Getreide und Getreidegerichte					
Buchweizen, Korn	340	1425	K	✓	4
1 EL (20 g)	68	285	K	✓	#
Grütze	339	1420	K	✓	3
1 EL (20 g)	68	284	K	✓	#
Schrot (Type 1700)	340	1425	K	✓	4
1 EL (20 g)	68	285	K	✓	#
Vollkornmehl	341	1426	K	✓	4
1 EL (20 g)	68	285	K	✓	1
Dinkel	313	1310	K	✓	2
1 EL (20 g)	63	262	K	✓	#
Gerste, Korn	320	1338	K	✓	11
1 EL (20 g)	64	268	K	✓	2
Flocken	314	1314	K	✓	9
1 geh. EL (10 g)	31	131	K	✓	#
Graupen	339	1421	K	✓	7
1 EL (20 g)	68	284	K	✓	1
Grütze	314	1314	K	✓	9
1 EL (20 g)	63	263	K	✓	2
Schrot	320	1338	K	✓	11
1 EL (20 g)	64	268	K	✓	2
Grünkern, Korn	324	1358	K	✓	9
1 EL (20 g)	65	272	K	✓	2
Mehl	344	1442	K	✓	6
1 EL (20 g)	69	288	K	✓	1
Schrot	324	1358	K	✓	7
1 EL (20 g)	65	272	K	✓	1
Hafer, Korn	353	1478	K	✓	6
1 geh. EL (20 g)	71	296	K	✓	1
Brei m. Eigelb u. Butter	128	536	K	✓	#

GETREIDE UND GETREIDEERZEUGNISSE

Lebensmittel (verzehrbarer Anteil)	**Energie** kcal	kj	Gruppe	Eignung	Ballaststoffe in g
1 Port. (180 g)	230	965	K	✓	#
Flocken	370	1548	K	✓	#
1 geh. EL (10 g)	37	155	K	✓	#
Flockenbrei (ohne Milch)	110	461	K	✓	3
1 Port. (180 g)	198	830	K	✓	6
Grütze	371	1553	K	✓	3
1 EL (20 g)	74	311	K	✓	#
Müsli m. Milch, Zucker u. Obst (Zub.)	173	723	–	•	3
1 Port. (150 g)	260	1085	–	•	5
Müsli m. Tr.-Obst u. Nüssen	390	1632	K	✓	7
1 Port. (40 g)	156	653	K	✓	3
Schrot	353	1478	K	✓	6
1 EL (20 g)	71	296	K	✓	1
Hirse, Korn	331	1384	K	✓	13
1 geh. EL (20 g)	66	277	K	✓	3
Flocken	354	1481	K	✓	5
1 geh. EL (10 g)	35	148	K	✓	#
Mehl	345	1443	K	✓	6
1 EL (10 g)	35	144	K	✓	#
Mais, Korn, getrocknet	331	1385	K	✓	9
1 Port. (200 g)	662	2770	K	✓	18
Corn flakes (Fertigprodukt)	355	1488	K	•	4
1 Port. (20 g)	71	298	K	•	#
Grieß	345	1444	K	✓	5
1 geh. EL (20 g)	69	289	K	✓	#
Mehl	354	1482	K	✓	5
1 geh. EL (10 g)	35	148	K	✓	#
Polenta (gebackener Maisbrei)	134	559	K	✓	4
1 Port. (150 g)	201	839	K	✓	7

GETREIDE UND GETREIDEERZEUGNISSE

Lebensmittel (verzehrbarer Anteil)	Energie kcal	Energie kJ	Gruppe	Eignung	Ballaststoffe in g
Popcorn	383	1605	K	✓	#
1 Beutel (40 g)	153	642	K	✓	0
Reis, geschält, roh	93	389	K	✓	#
1 Port. (60 g)	56	233	K	✓	#
Milchreis m. Zucker u. Zimt	99	416	–	•	#
1 Port. (150 g)	149	624	–	•	#
Nasi Goreng (m. Fleisch)	186	777	–	•	#
1 Port. (300 g)	558	2331	–	•	2
Naturreis, gegart	112	469	K	✓	1
1 Port. (180 g)	202	844	K	✓	#
Paella	146	613	–	•	3
1 Port. (300 g)	438	1839	–	•	8
Puffreis	390	1632	K	✓	#
1 geh. EL (2 g)	8	33	K	✓	0
m. Zucker/Honig geröstet	383	1605	K	•	#
1 geh. EL (2 g)	8	32	K	•	0
gegart	93	389	K	✓	#
1 Port. (180 g)	167	700	K	✓	#
Reismehl	348	1457	K	✓	3
1 EL (15 g)	52	219	K	✓	#
Reisstärke	348	1455	K	✓	#
1 EL (10 g)	35	146	K	✓	0
Ricecrispies (Fertigprodukt)	377	1580	K	•	#
1 EL (2 g)	8	32	K	•	0
Roggen, Korn	294	1231	K	✓	14
1 geh. EL (20 g)	59	246	K	✓	3
Mehl (Type 1150)	318	1332	K	✓	13
1 geh. EL (15 g)	48	200	K	✓	2
Vollkornmehl	294	1231	K	✓	16
1 geh. EL (15 g)	44	185	K	✓	2

GETREIDE UND GETREIDEERZEUGNISSE

Lebensmittel (verzehrbarer Anteil)	Energie kcal	Energie kJ	Gruppe	Eignung	Ballaststoffe in g
Weizen, Korn	313	1310	K	✓	2
1 EL (20 g)	63	262	K	✓	#
Backschrot (Type 1700)	321	1346	K	✓	7
1 EL (20 g)	64	269	K	✓	1
Feinmehl (Type 405)	337	1409	K	•	2
1 geh. EL (15 g)	51	211	K	•	#
Flocken	313	1310	K	✓	8
1 geh. EL (10 g)	31	131	K	✓	#
Suppe (ohne Fleisch)	86	362	K	✓	#
1 Port. (200 g)	172	724	K	✓	#
Grütze	326	1363	K	✓	2
1 EL (20 g)	65	273	K	✓	#
Keime	314	1313	N	✓	11
1 geh. EL (12 g)	38	158	N	✓	1
Kleie	172	721	K	✓	43
1 geh. EL (10 g)	17	72	K	✓	4
Mehl (Type 1050)	334	1398	K	✓	4
1 EL (15 g)	50	210	K	✓	#
Vollkorngrieß	326	1363	K	✓	3
1 geh. EL (20 g)	65	273	K	✓	#

Eine der 3 Säulen der Trennkost ist die Vollwertigkeit der Lebensmittel. Deshalb wird auch bei der Zubereitung der trennkostgerechten Gerichte auf die Verwendung von Vollkorn und Vollkornerzeugnissen Wert gelegt. Vermeiden Sie daher weißes Mehl und daraus hergestellte Produkte.

Die nachfolgend aufgeführten Backwaren beziehen sich auf fertig gekaufte Produkte und sind aufgrund ihrer Zutaten nicht „trennkostgerecht". Jedoch lassen sich viele dieser Backwaren auch nach den Regeln der Trennkost zubereiten. Eine große Auswahl an leckeren Rezepten finden Sie in meinen Büchern.

GETREIDE UND GETREIDEERZEUGNISSE

Lebensmittel (verzehrbarer Anteil)	Energie kcal	Energie kJ	Gruppe	Eignung	Ballaststoffe in g
Brot und Brötchen					
Baguette	252	1053	K	✓	2
1 Stück (250 g)	630	2633	K	✓	5
Big Mac	227	952	–	•	1
1 Stück (210 g)	477	1999	–	•	3
Cheeseburger	217	907	–	•	2
1 Stück (120 g)	260	1088	–	•	3
Fladenbrote	239	1001	K	✓	2
1 Stück (500 g)	1195	5005	K	✓	8
Grahambrot	218	911	K	✓	5
1 Scheibe (40 g)	87	364	K	✓	2
Hamburger	239	1002	–	•	2
1 Stück (103 g)	246	1032	–	•	3
Knäckebrot	358	1498	K	✓	17
1 Scheibe (10 g)	36	150	K	✓	2
Mehrkorn	358	1499	K	✓	17
1 Scheibe (10 g)	36	150	K	✓	2
m. Buttermilch	358	1498	K	✓	17
1 Scheibe (10 g)	36	150	K	✓	2
m. Sesam	371	1552	K	✓	17
1 Scheibe (10 g)	37	155	K	✓	2
Leinsamenbrot	226	945	K	✓	7
1 Scheibe (40 g)	90	378	K	✓	3
Mehrkornbrot	221	924	K	✓	10
1 Scheibe (50 g)	111	462	K	✓	5
Mehrkornbrötchen	233	975	K	✓	4
1 Stück (50 g)	117	488	K	✓	2
Paniermehl	358	1499	K	✓	3
1 EL (10 g)	36	150	K	✓	#

GETREIDE UND GETREIDEERZEUGNISSE

Lebensmittel (verzehrbarer Anteil)	Energie kcal	Energie kJ	Gruppe	Eignung	Ballaststoffe in g
Pumpernickel	187	784	K	✓	9
1 Scheibe (40 g)	75	314	K	✓	4
Roggen- od. Weizenmischbrot	213	890	K	✓	6
1 Scheibe (45 g)	96	401	K	✓	3
Roggenbrot	187	784	K	✓	11
1 Scheibe (45 g)	84	353	K	✓	5
Roggenbrötchen	223	934	K	✓	5
1 Stück (50 g)	112	467	K	✓	2
Roggenschrotbrot	185	776	K	✓	9
1 Scheibe (50 g)	93	388	K	✓	5
Roggenvollkornbrot	187	784	K	✓	9
1 Scheibe (50 g)	94	392	K	✓	4
Roggenvollkornbrötchen	203	851	K	✓	8
1 Stück (50 g)	102	426	K	✓	4
Röstbrotwürfel (Croûtons)	275	1151	K	✓	3
5 Stück (5 g)	14	58	K	✓	#
Semmelknödel	168	702	–	✓	1
1 Stück (150 g)	252	1053	–	✓	2
Toastbrot	259	1085	K	✓	2
1 Scheibe (20 g)	52	217	K	✓	#
Käsetoast m. Schinken	258	1079	–	•	#
1 Port. (80 g)	206	863	–	•	#
Toast Hawaii	235	985	–	•	1
1 Port. (120 g)	282	1182	–	•	1
Vollkorn	238	995	K	✓	7
1 Scheibe (20 g)	48	199	K	✓	1
Vollkornbrötchen	223	935	K	✓	6
1 Stück (50 g)	112	468	K	✓	3

GETREIDE UND GETREIDEERZEUGNISSE

Lebensmittel (verzehrbarer Anteil)	Energie kcal	kj	Gruppe	Eignung	Ballaststoffe in g
Weißbrot					
m. Rosinen	244	1021	K	✓	2
1 Scheibe (45 g)	110	459	K	✓	1
Weizenbrötchen	252	1053	K	✓	2
1 Stück (45 g)	113	474	K	✓	#
Weizenschrotbrot	218	911	K	✓	4
1 Scheibe (50 g)	109	456	K	✓	2
Weizenschrotbrötchen	250	1048	K	✓	2
1 Stück (50 g)	125	524	K	✓	4
Weizenvollkornbrot	249	1041	K	✓	6
1 Scheibe (50 g)	125	521	K	✓	3
Weizenvollkornbrötchen	252	1053	K	✓	6
1 Stück (50 g)	126	527	K	✓	3
m. Mohn	235	982	K	✓	6
1 Stück (50 g)	118	491	K	✓	3
m. Rosinen	230	961	K	✓	6
1 Stück (50 g)	115	481	K	✓	3
m. Sesam	238	998	K	✓	6
1 Stück (50 g)	119	499	K	✓	3
m. Sonnenblumenkernen	239	1001	K	✓	6
1 Stück (50 g)	120	501	K	✓	3
Zwieback	365	1529	–	✓	2
1 Stück (10 g)	37	153	–	✓	#
eifrei	365	1529	–	✓	4
1 Stück (10 g)	37	153	–	✓	#
Vollkornzwieback, eifrei	352	1472	K	✓	11
1 Stück (10 g)	35	147	K	✓	1
Zwiebelroggenbrötchen	244	1023	K	✓	2
1 Stück (50 g)	122	512	K	✓	1

GETREIDE UND GETREIDEERZEUGNISSE

Lebensmittel (verzehrbarer Anteil)	Energie kcal	Energie kj	Gruppe	Eignung	Ballaststoffe in g
Gebäck, süß und pikant					
Aachener Printen	465	1948	–	•	1
1 Stück (20 g)	93	390	–	•	#
Amerikaner	315	1317	–	•	#
1 Stück (150 g)	473	1976	–	•	1
Apfelkuchen (Hefeteig), 1 Stück (100 g)	144	603	–	•	2
Rührteig, 1 Stück (100 g)	214	895	–	•	1
gedeckt (Mürbeteig), 1 Stück (100 g)	229	959	–	•	2
Apfelscheiben in Teig ausgebacken	115	482	–	•	2
1 Port. (150 g)	173	723	–	•	3
Vollkornapfelstrudel (mit mürben, süßen Äpfeln)	165	691	K	✓	2
1 Stück (150 g)	248	1037	K	✓	4
Baiser	364	1524	–	•	0
1 Stück (15 g)	55	229	–	•	0
Berliner (Kräppel, Krapfen)	324	1357	K	•	1
1 Stück (55 g)	178	746	K	•	#
Bienenstich (Hefeteig)	301	1259	K	•	#
1 Stück (75 g)	226	944	K	•	#
Biskuitrolle m. Erdbeersahne	216	906	–	•	#
1 Stück (60 g)	130	544	–	•	#
m. Zitronencreme	226	948	–	•	#
1 Stück (60 g)	136	569	–	•	#
Blätterteig, tiefgefr.	375	1569	K	•	2
1 Paket (450 g)	1688	7061	K	•	7
Buchteln (Hefeteig)	350	1463	K	•	1
1 Port. (90 g)	315	1319	K	•	1

GETREIDE UND GETREIDEERZEUGNISSE

Lebensmittel (verzehrbarer Anteil)	Energie kcal	Energie kj	Gruppe	Eignung	Ballaststoffe in g
Butterkekse (Mürbekekse)					
(Fertigprodukt)	480	2008	–	•	2
1 Stück (5 g)	24	100	–	•	#
Butterkuchen (Hefeteig)	377	1580	K	•	1
1 Stück (60 g)	226	948	K	•	#
Croissants (Butterhörnchen)	508	2126	K	✓	1
1 Stück (45 g)	229	957	K	✓	#
Dampfnudeln	325	1361	–	•	#
1 Port. (150 g)	488	2042	–	•	#
Donauwellen					
1 Stück (100 g)	312	1308	–	•	1
Dresdner Stollen					
1 Stück (100 g)	414	1732	–	•	3
Elisenlebkuchen	412	1727	–	•	2
1 Stück (40 g)	165	691	–	•	#
Erdbeer-Sahne-Torte	202	847	–	•	#
1 Stück (120 g)	242	1016	–	•	#
Erdnussflips	529	2216	–	•	4
1 Tüte (150 g)	794	3324	–	•	7
Frankfurter Kranz	363	1521	–	•	#
1 Stück (55 g)	200	837	–	•	#
Früchtebrot (Rührteig),					
1 Stück (100 g)	350	1466	–	•	4
Germknödel	299	1250	–	•	2
1 Stück (55 g)	164	688	–	•	1
Vollkornhefeteig, (mit Eigelb					
u. Buttermilch), 100 g	307	1287	K	✓	1
Vollkornhefezopf m. Rosinen					
(mit Eigelb u. Buttermilch)	303	1268	K	✓	2
1 Stück (70 g)	212	888	K	✓	1

GETREIDE UND GETREIDEERZEUGNISSE

Lebensmittel (verzehrbarer Anteil)	Energie kcal	Energie kJ	Gruppe	Eignung	Ballaststoffe in g
Heidesand (Rührteig)	461	1930	K	•	#
1 Stück (6 g)	28	116	K	•	#
Honigkuchen,					
feiner	359	1503	K	•	2
1 Stück (70 g)	251	1052	K	•	1
Käsekuchen (Hefeteig),					
1 Stück (100 g)	311	1301	K	•	#
Königskuchen	349	1462	K	•	2
1 Stück (70 g)	244	1023	K	•	2
Kümmelstange	465	1948	K	✓	2
1 Stück (70 g)	326	1364	K	✓	1
Laugengebäck	340	1423	K	✓	2
1 Stück (55 g)	187	783	K	✓	1
Lebkuchen,					
Nürnberger	412	1727	K	•	2
1 Stück (40 g)	165	691	K	•	#
weiße	396	1656	K	•	2
1 Stück (40 g)	158	662	K	•	#
Löffelbiskuit	414	1734	K	•	#
1 Stück (5 g)	21	87	K	•	0
Makronen	449	1879	K	•	3
1 Stück (12 g)	54	225	K	•	#
Marmorkuchen	391	1638	K	•	#
1 Stück (70 g)	274	1147	K	•	#
Marzipanstollen					
(Hefeteig),					
1 Stück (100 g)	390	1631	K	•	3
Mohnstollen (Hefeteig),					
1 Stück (100 g)	324	1356	K	•	2
Möhren-Nuss-Torte					

GETREIDE UND GETREIDEERZEUGNISSE

Lebensmittel (verzehrbarer Anteil)	Energie kcal	Energie kJ	Gruppe	Eignung	Ballaststoffe in g
(Biskuitteig)	317	1326	K	•	2
1 Stück (120 g)	380	1591	K	•	2
Nussecken (Mürbeteig), 1 Stück (100 g)	540	2259	K	•	1
Nusskuchen (Rührteig)	456	1908	K	•	2
1 Stück (50 g)	228	954	K	•	1
Obstkuchen (Quark-Öl-Teig), 1 Stück (100 g)	292	1222	K	•	#
Obsttörtchen (Mürbeteig m. Marg.)	198	831	–	•	2
1 Stück (130 g)	257	1080	–	•	2
Pfeffernüsse	396	1656	K	•	2
1 Stück (6 g)	24	99	K	•	#
Pizza m. Tom., Käse u. Salami	265	1108	–	•	#
1 Port. (200 g)	530	2216	–	•	#
Plundergebäck m. Marzipan	377	1580	K	•	2
1 Stück (90 g)	339	1422	K	•	2
Quarkstollen (Rührteig)	366	1513	K	•	3
1 Stück (70 g)	256	1072	K	•	2
Quarkstrudel (aus Vollkorn, mit Eigelb)	224	937	K	✓	#
1 Stück (150 g)	336	1406	K	✓	1
Quiche Lorraine	321	1345	–	•	#
1 Port. (180 g)	578	2421	–	•	#
Rehrücken (Biskuitteig)	427	1786	–	•	2
1 Stück (70 g)	299	1250	–	•	1
Rheinische Mutzen (Rührteig)	294	1232	K	•	1
1 Stück (25 g)	74	308	K	•	#

GETREIDE UND GETREIDEERZEUGNISSE

Lebensmittel (verzehrbarer Anteil)	Energie kcal	kJ	Gruppe	Eignung	Ballaststoffe in g
Rührkuchen	361	1510	K	•	2
1 Stück (70 g)	253	1057	K	•	2
Rumkugeln	403	1687	K	•	2
1 Stück (20 g)	81	337	K	•	#
Russisch Brot (Buchstabengebäck)	381	1596	K	•	#
1 Stück (5 g)	19	80	K	•	0
Sachertorte	337	1413	–	•	1
1 Stück (120 g)	404	1696	–	•	2
Salzstangen	347	1452	K	•	1
1 Stück (2 g)	7	29	K	•	0
Sandkuchen	440	1842	K	•	#
1 Stück (70 g)	308	1289	K	•	#
Schnecken (Hefeteig)	340	1424	K	•	3
1 Stück (70 g)	238	997	K	•	2
Schuhsohle, gefüllt (Blätterteig), 1 Stück (100 g)	411	1720	K	•	#
Schwarzwälder Kirschtorte	247	1034	–	•	#
1 Stück (120 g)	296	1241	–	•	#
Schwarzweißgebäck (Mürbeteig)	468	1958	K	•	1
1 Stück (10 g)	47	196	K	•	#
Schweinsohren (Blätterteig)	501	2096	K	•	1
1 Stück (50 g)	251	1048	K	•	#
Spitzbuben (Mürbeteig)	568	2379	K	•	1
1 Stück (20 g)	114	476	K	•	#
Spritzgebäck	531	2222	K	•	2
1 Stück (10 g)	53	222	K	•	#

GETREIDE UND GETREIDEERZEUGNISSE

Lebensmittel (verzehrbarer Anteil)	Energie kcal	kj	Gruppe	Eignung	Ballaststoffe in g
Streuselkuchen (Hefeteig)	377	1580	K	•	1
1 Port. (70 g)	264	1106	K	•	#
Tortenboden (Biskuitteig m. Butter)	391	1639	–	•	#
1 Boden (200 g)	782	3278	–	•	#
Mürbeteig m. Butter	212	886	–	•	1
1 Boden (300 g)	636	2658	–	•	4
Vanillekipferln (Rührteig) (mit Eigelb)	491	2056	K	✓	2
1 Stück (8 g)	39	164	K	✓	#
Vollkornpizza m. Gemüse u. Käse	94	395	K	✓	3
1 Port. (200 g)	188	790	K	✓	5
Wiener Hörnchen (Hefeteig)	416	1741	K	•	1
1 Stück (50 g)	208	871	K	•	#
Windbeutel m. Sahne (Brandteig)	315	1319	–	•	#
1 Stück (100 g)	315	1319	–	•	#
Zimtsterne (Baisermasse)	455	1907	–	•	3
1 Stück (15 g)	68	286	–	•	#
Zuckerkuchen (Hefeteig)	360	1373	K	•	1
1 Stück (70 g)	252	1054	K	•	#
Zwetschgenknödel m. Zucker u. Zimt	118	493	–	•	2
1 Port. (150 g)	177	740	–	•	3
Zwetschgenkuchen (Hefeteig), 1 Stück (100 g)	167	701	–	•	2
Zwiebelkuchen (Hefeteig), aus Vollkornmehl, ohne Ei	218	913	K	✓	2
1 Stück (75 g)	164	685	K	✓	2

MILCH, MILCHPRODUKTE UND KÄSE

Lebensmittel (verzehrbarer Anteil)	Energie kcal	kJ	Gruppe	Eignung	Ballaststoffe in g
Milch					
Trinkmilch,					
0,3 % Fett	36	151	E	✓	0
1 Glas (200 ml)	72	302	E	✓	0
1,5 % Fett	48	203	E	✓	0
1 Glas (200 ml)	96	406	E	✓	0
3,5 % Fett	64	269	E	✓	0
1 Glas (200 ml)	128	538	E	✓	0
3,5 % Fett m. Kakao	131	547	E	•	#
1 Tasse (150 ml)	197	821	E	•	1
Milchprodukte					
Buttermilch	36	150	N	✓	0
1 Glas (200 ml)	72	300	N	✓	0
mit sauren Obstsorten	75	312	E	✓	#
1 Becher (500 g)	375	1560	E	✓	#
Crème fraîche,					
40% Fett	373	1560	N	✓	0
1 EL (15 g)	56	234	N	✓	0
Dickmilch, 1,5% Fett	46	193	N	✓	0
1 Glas (200 ml)	92	386	N	✓	0
3,5% Fett	64	266	N	✓	0
1 Glas (200 ml)	128	532	N	✓	0
3,5% Fett m. Obst	95	399	E	✓	#
1 Becher (200 g)	190	798	E	✓	1
Joghurt, 0,3% Fett	46	193	N	✓	0
1 Becher (150 g)	69	290	N	✓	0
1,5% Fett	83	346	N	✓	#
1 Becher (150 g)	125	519	N	✓	1
3,5% Fett	66	275	N	✓	0

MILCH, MILCHPRODUKTE UND KÄSE

Lebensmittel (verzehrbarer Anteil)	Energie kcal	kj	Gruppe	Eignung	Ballaststoffe in g
1 Becher (150 g)	99	413	N	✓	0
3,5 % Fett m. Müsli	125	525	K	✓	1
1 Becher (150 g)	188	788	K	✓	2
1,5 % Fett mit sauren					
Obstsorten	80	336	E	✓	#
1 Becher (150 g)	120	504	E	✓	#
3,5 % Fett mit sauren					
Obstsorten	98	410	E	✓	#
1 Becher (150 g)	147	615	E	✓	#
Kaffeesahne 10% Fett	117	491	N	✓	0
1 TL (5 g)	6	25	N	✓	0
Kaffeeweißer	549	2298	N	✓	0
1 TL (5 g)	16	69	N	✓	0
Kefir, 1,5 % Fett	50	208	N	✓	0
1 Glas (200 ml)	100	416	N	✓	0
3,5 % Fett	66	277	N	✓	0
1 Glas (200 ml)	132	554	N	✓	0
Kondensmilch 4 % Fett					
(ungesüßt)	111	463	E	✓	0
1 TL (5 g)	6	23	E	✓	0
7,5 % Fett	133	557	N	✓	0
1 TL (5 g)	7	28	N	✓	0
10 % Fett	176	738	N	✓	0
1 TL (5 g)	9	37	N	✓	0
Molke	25	104	N	✓	0
1 Glas (200 ml)	50	208	N	✓	0
mit sauren Obstsorten	65	273	E	✓	#
1 Becher (500 g)	325	1365	E	✓	#
Molkosan	12	50	N	✓	0
1 EL (10 g)	1	5	N	✓	0

MILCH, MILCHPRODUKTE UND KÄSE

Lebensmittel (verzehrbarer Anteil)	Energie kcal	kJ	Gruppe	Eignung	Ballaststoffe in g
Schlagsahne, 30% Fett	288	1207	N	✓	0
1 EL (15 g)	43	181	N	✓	0
extra 38 % Fett	358	1498	N	✓	0
1 EL (15 g)	18	73	N	✓	0
Schmand 24% Fett	205	859	N	✓	0
1 EL (15 g)	31	129	N	✓	0
Saure Sahne 10% Fett	117	488	N	✓	0
1 EL (15 g)	18	73	N	✓	0
Käse					
Appenzeller 45% Fett i.Tr.	386	1617	N	✓	0
1 Scheibe (30 g)	116	485	N	✓	0
Bavaria Blu 70% Fett i.Tr.	349	1462	N	✓	0
1 Port. (30 g)	105	439	N	✓	0
Bel Paese 50% Fett i.Tr.	372	1556	E	✓	0
1 Scheibe (30 g)	112	467	E	✓	0
Bergkäse 50% Fett i.Tr.	384	1607	E	✓	0
1 Scheibe (30 g)	115	482	E	✓	0
Brie 45% Fett i.Tr.	257	1077	E	✓	0
1 Port. (30 g)	77	323	E	✓	0
50% Fett i.Tr.	362	1517	E	✓	0
1 Port. (30 g)	109	455	E	✓	0
Butterkäse 50% Fett i.Tr.	299	1250	E	✓	0
1 Scheibe (30 g)	90	375	E	✓	0
Butterkäse 60% Fett i.Tr.	385	1610	N	✓	0
1 Scheibe (30 g)	116	483	N	✓	0
Camembert 30% Fett i.Tr.	175	734	N	✓	0
1 Port. (30 g)	53	220	N	✓	0
Camembert 45 % Fett i.Tr.	209	875	N	✓	0
1 Port. (30 g)	63	263	N	✓	0

MILCH, MILCHPRODUKTE UND KÄSE

Lebensmittel (verzehrbarer Anteil)	Energie kcal	Energie kj	Gruppe	Eignung	Ballaststoffe in g
Camembert 60 % Fett i.Tr.	309	1295	N	✓	0
1 Port. (30 g)	93	389	N	✓	0
Camembert 60 % Fett i.Tr., gebacken	241	1009	K	✓	1
1 Port. (60 g)	145	605	K	✓	#
Cheddar 45 % Fett i.Tr.	405	1695	E	✓	0
1 Scheibe (30 g)	122	509	E	✓	0
Chester 45 % Fett i.Tr.	394	1648	E	✓	0
1 Scheibe (30 g)	118	494	E	✓	0
Danablu 60 % Fett i.Tr.	345	1445	N	✓	0
1 Port. (30 g)	104	434	N	✓	0
Danbo 50 % Fett i.Tr.	322	1347	E	✓	0
1 Scheibe (30 g)	97	404	E	✓	0
Edamer 40 % Fett i.Tr.	257	1077	E	✓	0
1 Scheibe (30 g)	77	323	E	✓	0
45 % Fett i.Tr.	354	1482	E	✓	0
1 Scheibe (30 g)	106	445	E	✓	0
Edelpilzkäse 50 % Fett i.Tr.	303	1270	E	✓	0
1 Port. (30 g)	91	381	E	✓	0
Emmentaler 45 % Fett i.Tr.	383	1604	N	✓	0
1 Scheibe (30 g)	115	481	N	✓	0
Esrom 50 % Fett i.Tr.	313	1312	E	✓	0
1 Scheibe (30 g)	94	394	E	✓	0
Feta 40 % Fett i.Tr.	236	990	N	✓	0
1 Port. (30 g)	71	297	N	✓	0
Frischkäse 50 % Fett i.Tr.	281	1177	N	✓	0
1 Port. (30 g)	84	353	N	✓	0
60 % Fett i.Tr.	335	1403	N	✓	0
1 Port. (30 g)	101	421	N	✓	0
Körniger	83	347	N	✓	0
1 Port. (30 g)	25	104	N	✓	0

MILCH, MILCHPRODUKTE UND KÄSE

Lebensmittel (verzehrbarer Anteil)	Energie kcal	Energie kj	Gruppe	Eignung	Ballaststoffe in g
m. Kräutern 60 % Fett i.Tr.	249	1044	N	✓	#
1 Port. (30 g)	75	313	N	✓	#
Gorgonzola 50 % Fett i.Tr.	356	1492	E	✓	0
1 Port. (30 g)	107	448	E	✓	0
Gouda 45 % Fett i.Tr.	365	1527	E	✓	0
1 Scheibe (30 g)	110	458	E	✓	0
Greyerzer 45 % Fett i.Tr.	406	1699	N	✓	0
1 Scheibe (30 g)	122	510	N	✓	0
Havarti 50 % Fett i.Tr.	322	1347	E	✓	0
1 Scheibe (30 g)	97	404	E	✓	0
Jarlsberg 50 % Fett i.Tr.	349	1462	E	✓	0
1 Scheibe (30 g)	105	439	E	✓	0
Kochkäse 10 % Fett i.Tr.	103	432	E	✓	0
1 Port. (30 g)	31	130	E	✓	0
20 % Fett i.Tr.	166	694	E	✓	0
1 Port. (30 g)	50	208	E	✓	0
Kümmelkäse 50 % Fett i.Tr.	276	1156	E	✓	0
1 Port. (30 g)	83	347	E	✓	0
Limburger 20 % Fett i.Tr.	188	788	E	✓	0
1 Port. (30 g)	56	236	E	✓	0
40 % Fett i.Tr.	270	1130	E	✓	0
1 Port. (30 g)	81	339	E	✓	0
Mozzarella 45 % Fett i.Tr.	255	1066	N	✓	0
1 Kugel (125 g)	319	1333	N	✓	0
Münster 45 % Fett i.Tr.	239	1000	E	✓	0
1 Port. (30 g)	72	300	E	✓	0
Parmesan (Original) 45 % Fett i.Tr.	407	1706	N	✓	0
1 geh. EL (20 g)	81	341	N	✓	0
Provolone 50 % Fett i.Tr.	364	1522	N	✓	0
1 Port. (30 g)	109	457	N	✓	0

MILCH, MILCHPRODUKTE UND KÄSE

Lebensmittel (verzehrbarer Anteil)	Energie kcal	kJ	Gruppe	Eignung	Ballaststoffe in g
Quark, mager	75	315	N	✓	0
1 EL (30 g)	23	95	N	✓	0
20 % Fett i.Tr.	100	418	N	✓	0
1 EL (30 g)	30	125	N	✓	0
40 % Fett i.Tr.	143	598	N	✓	0
1 EL (30 g)	43	179	N	✓	0
Quark mit sauren Obstsorten	103	432	E	✓	#
1 EL (30 g)	31	130	E	✓	#
Schnittlauchquark, mager	68	284	N	✓	#
1 Port. (40 g)	27	114	N	✓	#
Zaziki	69	290	N	✓	#
1 Port. (150 g)	104	435	N	✓	#
Raclettekäse (Schweizer)	346	1448	N	✓	0
1 Scheibe (30 g)	104	434	N	✓	0
Raclettekäse (Frankreich)	343	1435	E	✓	0
1 Scheibe (30 g)	103	431	E	✓	0
Ricotta 45 % Fett i.Tr.	121	506	N	✓	0
1 Port. (30 g)	36	152	N	✓	0
Romadur 50 % Fett i.Tr.	272	1139	E	✓	0
1 Port. (30 g)	82	342	E	✓	0
Sauermilchkäse					
10 % Fett i.Tr.	131	549	N	✓	0
1 Port. (30 g)	39	165	N	✓	0
Schafskäse (Feta)					
40 % Fett i.Tr.	236	990	N	✓	0
1 Port. (30 g)	71	297	N	✓	0
Scheiblettenkäse 40 % Fett i.Tr.	318	1332	E	•	0
1 Scheibe (30 g)	95	400	E	•	0
Schichtkäse 20 % Fett i.Tr.	100	418	N	✓	0
1 Port. (30 g)	30	125	N	✓	0

MILCH, MILCHPRODUKTE UND KÄSE

Lebensmittel (verzehrbarer Anteil)	Energie kcal	kj	Gruppe	Eignung	Ballaststoffe in g
Schmelzkäse 30% Fett i.Tr.	221	927	E	•	0
1 Portionsecke (31,25 g)	69	287	E	•	0
Schmelzkäse-Zub.					
45% Fett i.Tr.	287	1202	E	•	0
1 Portionsecke (30 g)	86	361	E	•	0
60% Fett i.Tr.	327	1371	N	•	0
1 Portionsecke (31,25 g)	101	425	N	•	0
Steppenkäse 45% Fett i.Tr.	326	1363	E	✓	0
1 Port. (30 g)	98	409	E	✓	0
Tilsiter 30% Fett i.Tr.	271	1135	E	✓	0
1 Scheibe (30 g)	81	341	E	✓	0
45% Fett i.Tr.	354	1482	E	✓	0
1 Scheibe (30 g)	106	445	E	✓	0
Tofu	73	305	E	✓	#
Trappistenkäse 50% Fett i.Tr.	338	1416	E	✓	0
1 Scheibe (30 g)	101	425	E	✓	0
Weinkäse 45% Fett i.Tr.	289	1211	E	✓	0
1 Port. (30 g)	87	363	E	✓	0
Weißlacker 45% Fett i.Tr.	266	1113	E	✓	0
1 Port. (30 g)	80	334	E	✓	0
Ziegenkäse	280	1170	N	✓	0
1 Port. (30 g)	84	351	N	✓	0

Industriell hergestellte Milchprodukte, wie z.B. Joghurt mit Früchten oder Buttermilch mit Fruchtzubereitung, weisen oftmals einen hohen Zuckergehalt sowie einen Zusatz von chemischen Hilfsstoffen auf. Besser ist es, frische Früchte mit Milchprodukten selbst zu mischen und diese bei Bedarf ein wenig mit Frutilose oder Ahornsirup zu süßen. Bei den folgenden Produkten mit Obst gehe ich von selbst zubereiteten Gerichten aus.

NÜSSE UND SAMEN

Lebensmittel (verzehrbarer Anteil)	Energie kcal	kJ	Gruppe	Eignung	Ballaststoffe in g
Cashewnüsse, geröstet					
1 Beutel (100 g)	594	2488	N	✓	3
Edelkastanien, roh	173	724	K	✓	7
1 Port. (125 g)	216	905	K	✓	9
Erdnüsse, roh					
1 Port. (100 g)	561	2350	–	•	7
Erdnussmus	578	2422	–	•	7
1 EL (15 g)	87	363	–	•	1
geröstet, 1 Beutel (100 g)	579	2424	–	•	10
gesalzen, 1 Beutel (100 g)	568	2377	–	•	8
Haselnüsse	636	2662	N	✓	6
10 Stück (15 g)	95	399	N	✓	#
Kokosnuss	358	1498	N	✓	10
1 Port. (50 g)	179	749	N	✓	5
Raspel, 1 Beutel (100 g)	610	2555	N	✓	10
Kürbiskerne	560	2344	N	✓	6
1 geh. EL (25 g)	140	586	N	✓	2
Leinsamen	372	1558	N	✓	10
1 EL (15 g)	56	234	N	✓	2
Mandeln, süß					
1 Beutel (100 g)	569	2383	N	✓	10
Mohn	472	1976	N	✓	6
1 EL (10 g)	47	198	N	✓	#
Paranüsse	660	2763	N	✓	9
10 Kerne (40 g)	264	1105	N	✓	4
Pecannüsse, geröstet	716	2997	N	✓	2
1 Beutel (125 g)	895	3746	N	✓	2
Pinienkerne	575	2408	N	✓	#
1 geh. EL (25 g)	144	602	N	✓	#

NÜSSE UND SAMEN

Lebensmittel (verzehrbarer Anteil)	Energie kcal	Energie kj	Gruppe	Eignung	Ballaststoffe in g
Pistazien, geröstet	627	2624	N	✓	6
1 Beutel (125 g)	784	3280	N	✓	8
Sesam, geröstet	600	2510	N	✓	11
1 EL (10 g)	60	251	N	✓	1
Sonnenblumenkerne	574	2405	N	✓	6
1 geh. EL (25 g)	144	601	N	✓	2
Sonnenblumenkernmehl	374	1566	N	✓	9
1 EL (15 g)	56	235	N	✓	1
Walnüsse	654	2738	N	✓	5
10 Stück (20 g)	131	548	N	✓	1

OBST, OBSTPRODUKTE UND SÄFTE

Lebensmittel (verzehrbarer Anteil)	Energie kcal	Energie kj	Gruppe	Eignung	Ballaststoffe in g
Acerolas, roh	20	85	E	✓	2
1 Port. (125 g)	25	106	E	✓	2
Konserve, ungesüßt	67	279	E	•	#
1 Port. (125 g)	84	349	E	•	1
Saft (ohne Zuckerzusatz)	24	100	E	✓	1
1 Glas (200 ml)	48	200	E	✓	3
Ananas, roh	59	246	E	✓	1
1 Stück, mittelgroß, m. Schale (1 kg)	590	2460	E	✓	6
getrocknet (ungeschwefelt)	289	1211	K	✓	6
1 Port. (25 g)	72	303	K	✓	2
Konserve, ungesüßt	87	365	E	•	1
1 Scheibe (50 g)	44	183	E	•	#
Saft	59	248	E	✓	#
1 Glas (200 ml)	118	496	E	✓	1
Apfel (säuerlich)	52	217	E	✓	3
1 Stück (125 g)	65	271	E	✓	3
Apfel, roh (mürbe, süß)	52	217	K	✓	3
1 Stück (125 g)	65	271	K	✓	3
Bratapfel (aus mürben, süßen Äpfeln)	139	582	K	✓	2
1 Stück (150 g)	209	873	K	✓	4
getrocknet (ungeschwefelt)	278	1165	K	✓	14
1 Port. (25 g)	70	291	K	✓	4
Kompott (von süßen, mürben Äpfeln)	65	274	K	✓	2
1 Port. (150 g)	98	411	K	✓	2
Mus (von süßen, mürben Äpfeln)	40	167	K	✓	2

OBST, OBSTPRODUKTE UND SÄFTE

Lebensmittel (verzehrbarer Anteil)	Energie kcal	kj	Gruppe	Eignung	Ballaststoffe in g
1 Port. (150 g)	60	251	K	✓	3
Saft (ohne Zuckerzusatz)	49	207	E	✓	2
1 Glas (200 ml)	98	414	E	✓	3
Aprikose, roh	42	177	E	✓	2
1 Stück m. Stein (50 g)	21	89	E	✓	#
getrocknet (ungeschwefelt)	249	1044	K	✓	11
1 Hälfte (5 g)	12	52	K	✓	#
Kompott (aus getrockneten Früchten)	58	244	K	✓	2
1 Port. (150 g)	87	366	K	✓	3
Konserve, ungesüßt	78	328	E	•	1
1 Hälfte (20 g)	16	66	E	•	#
Banane, roh	95	398	K	✓	3
1 Stück (150 g)	143	597	K	✓	4
getrocknet (ungeschwefelt)	290	1216	K	✓	11
1 Port. (25 g)	73	304	K	✓	3
Kochbanane, roh	123	517	K	✓	2
1 Stück (150 g)	185	776	K	✓	2
Birne	52	219	E	✓	3
1 Stück, mittelgroß (150 g)	78	329	E	✓	4
Birne Helene	159	667	–	•	#
1 Port. (75 g)	119	500	–	•	#
getrocknet (ungeschwefelt)	252	1056	K	✓	13
1 Port. (25 g)	63	264	K	✓	3
Kompott, ungesüßt	92	385	E	✓	1
1 Port. (150 g)	138	578	E	✓	2
Konserve, ungesüßt	84	350	E	•	1
1 Hälfte (50 g)	42	175	E	•	#
Saft (ohne Zuckerzusatz)	54	226	E	✓	1
1 Glas (200 ml)	108	452	E	✓	#

OBST, OBSTPRODUKTE UND SÄFTE

Lebensmittel (verzehrbarer Anteil)	Energie kcal	Energie kJ	Gruppe	Eignung	Ballaststoffe in g
Boysenbeeren, roh	34	144	E	✓	6
1 Port. (125 g)	43	180	E	✓	8
Brombeeren, roh	30	125	E	✓	3
1 Port. (125 g)	38	156	E	✓	4
Konserve, ungesüßt	74	308	E	•	1
1 Port. (125 g)	93	385	E	✓	2
Clementine, roh	46	192	E	✓	2
1 Stück, mittelgroß (60 g)	28	115	E	✓	#
Konserve, ungesüßt	80	337	E	•	1
1 Port. (125 g)	100	421	E	•	1
Datteln, getrocknet (ungeschwefelt)	285	1194	K	✓	9
1 Stück (8 g)	23	96	K	✓	#
Erdbeeren, roh	32	134	E	✓	2
1 Port. (250 g)	80	335	E	✓	5
Konserve, ungesüßt	66	276	E	•	#
1 Port. (125 g)	83	345	E	•	1
Feigen, roh	63	264	K	✓	3
1 Stück (70 g)	44	185	K	✓	2
getrocknet (ungeschwefelt)	284	1190	K	✓	11
1 Stück (20 g)	57	238	K	✓	2
Granatapfel, roh	78	326	E	✓	3
1 Stück (250 g)	195	815	E	✓	4
Grapefruit, roh	50	209	E	✓	#
1 Stück, mittelgroß (375 g)	188	784	E	✓	2
Saft (ohne Zuckerzusatz)	48	199	E	✓	#
1 Glas (200 ml)	96	398	E	✓	#
Guave, roh	38	158	E	✓	9
1 Stück, mittelgroß (40 g)	15	63	E	✓	3

OBST, OBSTPRODUKTE UND SÄFTE

Lebensmittel (verzehrbarer Anteil)	Energie kcal	kJ	Gruppe	Eignung	Ballaststoffe in g
Heidelbeeren, roh	42	176	N	✓	5
1 Port. (125 g)	53	220	N	✓	6
Konserve, ungesüßt	74	308	N	•	2
1 Port. (125 g)	93	385	N	•	3
Himbeeren, roh	34	142	E	✓	7
1 Port. (125 g)	43	178	E	✓	9
Konserve, ungesüßt	68	283	E	•	3
1 Port. (125 g)	85	354	E	•	3
Holunderbeeren, roh	48	199	E	✓	9
1 Port. (125 g)	60	249	E	✓	11
Johannisbeeren, rot, roh	43	181	E	✓	4
1 Port. (125 g)	54	226	E	✓	4
Saft (ohne Zuckerzusatz)	102	429	E	✓	2
1 Glas (200 ml)	204	858	E	✓	4
Johannisbeeren, schwarz, roh	57	239	E	✓	7
1 Port. (125 g)	71	299	E	✓	9
Saft (ohne Zuckerzusatz)	114	476	E	✓	3
1 Glas (200 ml)	228	952	E	✓	5
Kaki, roh	71	297	E	✓	3
1 Stück, mittelgroß (250 g)	178	743	E	✓	6
Kiwi, roh	61	255	E	✓	3
1 Stück, mittelgroß (80 g)	49	204	E	✓	2
Kumquats, roh	68	286	E	✓	4
1 Port. (125 g)	85	358	E	✓	5
Limetten, roh	47	195	E	✓	1
1 Stück (60 g)	28	117	E	✓	#
Litschis, roh	76	319	E	✓	#
1 Stück (30 g)	23	96	E	✓	#
Konserve, ungesüßt	98	411	E	•	#
1 Stück (20 g)	20	82	E	•	#

OBST, OBSTPRODUKTE UND SÄFTE

Lebensmittel (verzehrbarer Anteil)	Energie kcal	Energie kJ	Gruppe	Eignung	Ballaststoffe in g
Mandarinen, roh	50	210	E	✓	2
1 Stück (60 g)	30	126	E	✓	#
Konserve, ungesüßt	83	348	E	•	1
1 Port. (150 g)	125	522	E	•	2
Mango, roh	60	252	E	✓	2
1 Stück (300 g)	180	756	E	✓	2
Mirabellen, roh	64	269	E	✓	2
1 Port. (125 g)	80	336	E	✓	3
Kompott	73	306	E	✓	2
1 Port. (150 g)	110	459	E	✓	2
Konserve, ungesüßt	91	381	E	•	1
1 Port. (150 g)	137	572	E	•	2
Nektarine, roh	57	238	E	✓	2
1 Stück, mittelgroß (125 g)	71	298	E	✓	2
Orange, roh	47	197	E	✓	2
1 Stück, mittelgroß (200 g)	94	394	E	✓	3
Saft (ohne Zuckerzusatz)	45	188	E	✓	1
1 Glas (200 ml)	90	376	E	✓	2
Papaya, roh	13	54	E	✓	3
1 Port. (150 g)	20	81	E	✓	5
Passionsfrüchte, roh	80	335	E	✓	16
1 Stück (50 g)	40	168	E	✓	8
Pfirsich, roh	41	170	E	✓	1
1 Stück, mittelgroß (125 g)	51	213	E	✓	2
Konserve, ungesüßt	76	320	E	•	#
1 Hälfte (50 g)	38	160	E	•	#
Pfirsich Melba	164	687	–	•	#
1 Port. (75 g)	123	515	–	•	#
Pflaumen, roh	47	197	E	✓	2
1 Stück (35 g)	16	69	E	✓	#

OBST, OBSTPRODUKTE UND SÄFTE

Lebensmittel (verzehrbarer Anteil)	Energie kcal	kJ	Gruppe	Eignung	Ballaststoffe in g
getrocknet (ungeschwefelt)	261	1092	K	✓	9
1 Stück (8 g)	21	87	K	✓	#
Mus selbst gemacht	195	818	K	✓	3
1 EL (20 g)	39	164	K	✓	#
Preiselbeeren, roh	39	162	E	•	4
1 Port. (150 g)	59	243	E	•	6
Kompott	121	508	–	•	3
1 Port. (150 g)	182	762	–	•	4
Konserve	76	320	–	•	3
1 EL (20 g)	15	64	–	•	#
Quitten, roh	39	162	E	✓	6
1 Stück (150 g)	59	243	E	✓	8
Reineclauden, roh	63	264	E	✓	3
1 Port. (125 g)	79	330	E	✓	4
Rhabarber, roh	13	55	E	✓	3
1 Stück (150 g)	20	83	E	✓	4
Rosinen (ungeschwefelt)	298	1247	N	✓	6
1 geh. EL (20 g)	60	249	N	✓	1
Sanddornbeeren, roh	94	393	E	✓	3
1 Port. (125 g)	118	491	E	✓	4
Saft (ohne Zuckerzusatz)	87	366	E	✓	1
1 Glas (200 ml)	174	732	E	✓	3
Sauerkirschen, roh	58	241	E	✓	1
1 Port. (125 g)	73	301	E	✓	1
Konserve, ungesüßt	88	370	E	•	#
1 Port. (125 g)	110	463	E	•	#
Saft (ohne Zuckerzusatz)	58	243	E	✓	#
1 Glas (200 ml)	116	486	E	✓	1
Stachelbeeren, roh	44	184	E	✓	4
1 Port. (125 g)	55	230	E	✓	4

OBST, OBSTPRODUKTE UND SÄFTE

Lebensmittel (verzehrbarer Anteil)	Energie kcal	kj	Gruppe	Eignung	Ballaststoffe in g
Konserve, ungesüßt	79	332	E	•	2
1 Port. (125 g)	99	415	E	•	3
Süßkirschen, roh	63	265	E	✓	2
1 Port. (125 g)	79	331	E	✓	2
Saft (ohne Zuckerzusatz)	64	266	E	✓	#
1 Glas (200 ml)	128	532	E	✓	2
Sultaninen (ungeschwefelt)	298	1247	N	✓	7
1 geh. EL (25 g)	75	312	N	✓	2
Wassermelone, roh	38	160	N	✓	1
1 Port. (125 g)	48	200	N	✓	2
Weintrauben, rot, roh	71	297	E	✓	2
1 Port. (125 g)	89	371	E	✓	2
Saft (ohne Zuckerzusatz)	70	294	E	✓	#
1 Glas (200 ml)	140	588	E	✓	1
Weintrauben, weiß, roh	71	297	E	✓	2
1 Port. (125 g)	89	371	E	✓	2
Zitronen, roh	56	235	E	✓	1
1 Stück (60 g)	34	141	E	✓	#
Saft	100	419	E	✓	#
1 EL (15 ml)	15	63	E	✓	#
Zwetschgen, roh	43	181	E	✓	2
1 Stück (10 g)	4	18	E	✓	#
Konserve, ungesüßt	79	329	E	•	1
1 Port. (125 g)	99	411	E	•	1

SAUCEN, SUPPEN UND BRÜHEN

Lebensmittel (verzehrbarer Anteil)	Energie kcal	Energie kJ	Gruppe	Eignung	Ballaststoffe in g
Saucen					
Barbecuegrillsauce, Fertigprod.	146	612	–	•	#
1 EL (20 g)	29	122	–	•	#
Béchamelsauce (mit Sahne)	85	355	K	✓	#
1 Port. (75 g)	64	266	K	✓	#
Bratensauce, dunkel, Instant	52	216	–	•	#
1 Port. (15 g) für 60 g Sauce	8	32	–	•	#
Champignonsauce m. Sahne u. Weißwein	75	315	E	✓	#
1 Port. (75 g)	56	236	E	✓	#
Cocktaildressing, Fertigprod.	577	2416	–	•	#
1 EL (15 g)	87	362	–	•	#
Cumberlandsauce, Fertigprod.	222	929	–	•	#
1 Port. (75 g)	167	697	–	•	#
Currygrillsauce, Fertigprod.	134	559	–	•	1
1 EL (15 g)	20	84	–	•	#
Frenchdressing, Fertigprod.	208	869	–	•	#
1 EL (15 g)	31	130	–	•	#
Grundsauce, braun (selbst gemacht)	59	247	K	✓	#
1 Port. (75 g)	44	185	K	✓	#
hell, gebunden (selbst gemacht)	51	215	K	✓	#
1 Port. (75 g)	38	161	K	✓	#
Grüne Sauce (ohne Essig)	180	754	N	✓	#
1 Port. (75 g)	135	566	N	✓	#

SAUCEN, SUPPEN UND BRÜHEN

Lebensmittel (verzehrbarer Anteil)	Energie kcal	Energie kJ	Gruppe	Eignung	Ballaststoffe in g
Hackfleischsauce mit Tomaten	91	381	E	✓	#
1 Port. (75 g)	68	286	E	✓	#
Holländische Sauce (selbst gemacht)	441	1847	E	✓	0
1 Port. (75 g)	331	1385	E	✓	0
Sahnesauce (selbst gemacht)	102	429	N	✓	#
1 Port. (75 g)	77	322	N	✓	#
Schaschliksauce, Fertigprod.	75	312	–	•	3
1 EL (15 g)	11	47	–	•	#
Tomatenketchup, Fertigprod.	388	1625	E	✓	2
1 Port. (75 g)	291	1219	E	✓	2
Suppen und Brühen					
Bouillon (einf. Fleischbrühe)	4	17	E	✓	#
1 Teller (250 g)	10	43	E	✓	#
Brühe, Instant	149	624	N	•	0
1 EL Pulver (10 g)	15	62	N	•	0
Brühwürfel, fettreich	317	1329	N	•	0
1 Würfel (20 g)	63	266	N	•	0
Champignoncremesuppe gebunden	391	1636	K	✓	#
1 Port. (125 g)	489	2045	K	✓	#
Fleischbrühe	149	624	E	•	0
1 Würfel (20 g)	30	125	E	•	0
Fleischsuppe, klar, Instant	149	624	E	•	0
1 EL Pulver (10 g)	15	62	E	•	0
Gemüsebrühe	3	12	N	✓	0
1 Port. (250 g)	8	30	N	✓	0

SAUCEN, SUPPEN UND BRÜHEN

Lebensmittel (verzehrbarer Anteil)	**Energie** kcal	kJ	Gruppe	Eignung	Ballaststoffe in g
Hühnerbrühe, klar	4	16	E	✓	0
1 Port. (250 g)	10	40	E	✓	0
m. Nudeln	15	63	–	•	#
1 Teller (250 g)	38	160	–	•	#

Generell sollten Sie nicht auf Fertigprodukte und Konserven zurückgreifen. Die Zubereitung von Saucen, Suppen und Brühen ist zwar teilweise sehr zeitaufwändig, jedoch kann man dann sicher sein, alle Bestandteile zu kennen und so auf jegliche chemischen Zusatzstoffe zu verzichten.

SÜSSWAREN, SÜSSSPEISEN, EIS, AUFSTRICHE

Lebensmittel (verzehrbarer Anteil)	Energie kcal	Energie kJ	Gruppe	Eignung	Ballaststoffe in g
Süßwaren					
Eiskonfekt	522	2184	–	•	3
1 Stück (15 g)	78	328	–	•	#
Energieriegel m. Haselnusscreme	461	1932	K	•	7
1 Stück (35 g)	161	676	K	•	2
Gummibärchen	188	789	K	•	0
1 Stück (2 g)	4	16	K	•	0
Kakaopulver, Instant	391	1638	K	•	6
1 geh. EL (15 g)	59	246	K	•	#
Karamellbonbons	391	1635	K	•	0
1 Stück (7 g)	27	114	K	•	0
Krokant, 1 Beutel (100 g)	451	1890	K	•	2
Lakritze	375	1571	K	•	1
1 Port. (50 g)	188	786	K	•	#
Marshmallows	333	1394	–	•	0
1 Stück (7 g)	23	98	–	•	0
Marzipan	459	1920	K	•	3
1 Stück (6 g)	28	115	K	•	#
Milchschokolade, 1 Tafel (100 g)	536	2245	K	•	4
1 Riegel (20 g)	107	449	K	•	#
gefüllt m. Joghurt	351	1468	K	•	1
1 Riegel (20 g)	70	294	K	•	#
Trauben-Nuss-Schokolade	436	1825	K	•	3
1 Riegel (20 g)	87	365	K	•	#
Zartbitterschokolade	496	2078	K	•	5
1 Riegel (20 g)	99	416	K	•	1
Müsliriegel	375	1569	K	•	5
1 Stück (25 g)	94	392	K	•	1

SÜSSWAREN, SÜSSSPEISEN, EIS, AUFSTRICHE

Lebensmittel (verzehrbarer Anteil)	Energie kcal	Energie kj	Gruppe	Eignung	Ballaststoffe in g
Nougat	511	2141	K	•	5
1 Stück (11 g)	56	236	K	•	#
Orangeat, 1 Päckchen (100 g)	309	1294	–	•	2
Schokoladenglasur (100 g), Fertigprodukt	405	1696	K	•	3
Vanillinzucker (Fertigprodukt)	405	1697	K	•	0
1 Päckchen (10 g)	41	170	K	•	0
Weinbrandbohnen	387	1620	K	•	1
1 Stück (8 g)	31	130	K	•	#
Würfelzucker 1 Stück (3 g)	12	51	K	•	0
1 EL (15 g)	61	255	K	•	0
Zitronat (Sukkade), 1 Päckchen (100 g)	292	1224	–	•	2
Zucker (100 g)	405	1697	K	•	0
Zuckerguss	338	1414	K	•	0
1 EL (15 g)	51	212	K	•	0
Süßspeisen und Eis					
Cremedessert aus Pulver (Fertigprodukt)	91	380	–	•	#
1 Port. (120 g)	109	456	–	•	#
Eis m. Sahne (selbst gemacht)	136	568	N	✓	#
1 Port. (90 g)	122	511	N	✓	#
Fruchteis	132	551	E	•	1
1 Port. (75 g)	99	413	E	•	#
Softeis	129	542	–	•	0
1 Port. (50 g)	65	271	–	•	0
Bananeneis, selbst gemacht	85	355	K	✓	#
1 Port. (75 g)	64	266	K	✓	#

SÜSSWAREN, SÜSSSPEISEN, EIS, AUFSTRICHE

Lebensmittel (verzehrbarer Anteil)	Energie kcal	Energie kJ	Gruppe	Eignung	Ballaststoffe in g
Götterspeise m.					
Schlagsahne	267	1119	K	•	0
1 Port. (150 g)	401	1679	K	•	0
Karamellcreme	100	418	–	•	0
1 Port. (150 g)	150	627	–	•	0
Puddingpulver	377	1576	K	✓	#
1 Pck. (40 g)	151	630	K	✓	#
Rote Grütze	109	455	–	•	#
1 Port. (150 g)	164	683	–	•	#
Schokoladenpudding,					
selbst gemacht (mit Sahne)	307	1287	–	•	1
1 Port. (180 g)	553	2317	–	•	2
Schokoladensauce	98	411	K	✓	#
1 Port. (75 g)	74	308	K	✓	#
Vanilleflammeri	108	454	–	•	0
1 Port. (150 g)	162	681	–	•	#
Vanillepudding selbst gemacht	134	561	K	✓	0
1 Port. (180 g)	241	1010	K	✓	0
Vanillesauce selbst gemacht	111	466	K	✓	0
1 Port. (75 g)	83	350	–	•	0
Weincreme	139	580	–	•	#
1 Port. (150 g)	209	870	–	•	#
Weinschaumsauce	108	454	–	•	#
1 Port. (75 g)	81	341	–	•	#
Zitronensorbet	141	589	–	•	#
1 Port. (50 g)	71	295	–	•	#
Süße Aufstriche					
Aprikosenkonfitüre	272	1137	–	•	2
1 EL (20 g)	54	227	–	•	#

SÜSSWAREN, SÜSSSPEISEN, EIS, AUFSTRICHE

Lebensmittel (verzehrbarer Anteil)	Energie kcal	Energie kj	Gruppe	Eignung	Ballaststoffe in g
Boysenbeerkonfitüre	269	1125	–	•	8
1 EL (20 g)	54	225	–	•	2
Brombeerkonfitüre	267	1118	–	•	3
1 EL (20 g)	53	224	–	•	#
Erdbeerkonfitüre	268	1121	–	•	3
1 EL (20 g)	54	224	–	•	#
Heidelbeerkonfitüre (selbst gemacht, mit Honig)	271	1136	K	✓	3
1 EL (20 g)	54	227	K	✓	#
Himbeerkonfitüre	268	1124	–	•	7
1 EL (20 g)	54	225	–	•	1
Honig	306	1283	K	✓	1
1 EL (20 g)	61	257	K	✓	#
Johannisbeerkonfitüre, rot	272	1138	–	•	4
1 EL (20 g)	54	228	–	•	#
Johannisbeerkonfitüre, schwarz	277	1160	–	•	5
1 EL (20 g)	55	232	–	•	#
Nussnougatcreme	417	1746	K	•	7
1 EL (20 g)	83	349	K	•	1
Orangenmarmelade	273	1144	–	•	#
1 EL (20 g)	55	229	–	•	#
Sauerkirschkonfitüre	277	1160	–	•	1
1 EL (20 g)	55	232	–	•	#

Die meisten dieser Produkte enthalten neben Zucker auch Fett in großen Mengen. Man sollte sie als Genussmittel betrachten und nur gelegentlich in kleinen Mengen zu sich nehmen. Ich gehe bei den meisten der oben aufgeführten Produkte von industriell gefertigten Zubereitungen aus und kann diese von daher nicht als empfehlenswert einstufen. Bei Appetit auf etwas Süßes greifen Sie besser zu Honig oder Selbstgebackenem aus Vollkornmehl.

TEIGWAREN UND ZUBEREITUNGEN

Lebensmittel (verzehrbarer Anteil)	**Energie** kcal	kJ	Gruppe	Eignung	Ballaststoffe in g
Maultaschen, gekocht	186	780	–	•	1
1 Port. (360 g)	670	2808	–	•	5
Ravioli m. Tomatensauce (selbst gemacht)	171	716	–	•	1
1 Port. (360 g)	616	2578	–	•	4
Schupfnudeln, gekocht	87	363	–	•	1
1 Port. (300 g)	261	1089	–	•	3
Spaghetti alla carbonara	259	1085	–	•	2
1 Port. (360 g)	932	3906	–	•	8
Spaghetti m. Tomatensauce	111	466	–	•	4
1 Port. (360 g)	400	1678	–	•	15
Spätzle (mit Eigelb), gekocht	132	554	K	✓	1
1 Port. (70 g)	92	388	K	✓	#
Teigwaren, roh (mit Ei)	362	1513	–	•	3
1 Port. (80 g)	290	1210	–	•	2
Teigwaren, roh (ohne Ei)	342	1430	K	✓	3
1 Port. (80 g)	274	1144	K	✓	2
Vollkornteigwaren, roh (mit Ei)	342	1430	–	•	9
1 Port. (80 g)	274	1144	–	•	7
Vollkornteigwaren, roh (ohne Ei)	335	1400	K	✓	9
1 Port. (80 g)	268	1120	K	✓	7

In der Trennkost wird Vollkornnudeln und Zubereitungen daraus der Vorzug gegeben. Meiden Sie Teigwaren, die aus weißem Mehl hergestellt wurden.

BACKTRIEBMITTEL UND DICKUNGSMITTEL

Lebensmittel (verzehrbarer Anteil)	Energie kcal	Energie kj	Gruppe	Eignung	Ballaststoffe in g
Agar-Agar	0	0	N	✓	0
1 EL (10 g)	0	0	N	✓	0
Backpulver	100	419	K	•	0
1 TL (3 g)	3	13	K	•	0
Weinsteinbackpulver	100	419	K	✓	0
1 TL (3 g)	3	13	K	✓	0
Gelatine	343	1435	N	✓	0
6 Blatt (12 g)	41	172	N	✓	0
Hefe	313	1311	N	✓	6
1 Würfel (42 g)	131	551	N	✓	3
Flocken	361	1512	N	✓	6
1 EL (10 g)	36	151	N	✓	#
Johannisbrotkernmehl	0	0	N	✓	74
1 EL (10 g)	0	0	N	✓	7

WÜRZMITTEL UND SÜSSUNGSMITTEL

Lebensmittel (verzehrbarer Anteil)	Energie kcal	Energie kj	Gruppe	Eignung	Ballaststoffe in g
Würzmittel					
Essig	16	67	E	•	0
1 EL (15 g)	2	10	E	•	0
Senf, mild (Fertigprodukt)	86	361	–	•	1
1 TL (5 g)	4	18	–	•	#
Sojasauce	114	478	E	✓	0
1 TL (5 g)	6	24	E	✓	0
Tomatenketchup (Fertigprod.)	110	460	E	✓	#
1 EL (15 g)	17	69	E	✓	#
Tomatenmark	74	309	E	✓	1
1 EL (15 g)	11	46	E	✓	#
Worcestersauce	153	639	N	✓	3
1 TL (5 g)	8	32	N	✓	#
Süßungsmittel					
Ahornsirup	270	1129	K	✓	#
1 EL (15 g)	41	169	K	✓	0
Apfeldicksaft	262	1095	K	✓	#
1 EL (20 g)	52	219	K	✓	0
Birnendicksaft	278	1162	K	✓	#
1 EL (20 g)	56	232	K	✓	0
Frutilose	290	1212	K	✓	0
1 EL (20 g)	58	242	K	✓	0
Honig	306	1283	K	✓	1
1 EL (20 g)	61	257	K	✓	#
Zucker	405	1697	K	•	0
1 EL (15 g)	61	255	K	•	0

Register

IHR PERSÖNLICHER KONTAKT ZU URSULA SUMM

Liebe Leserinnen, liebe Leser,

täglich erreichen mich viele Briefe und Telefonate aus dem In- und Ausland mit vielen Fragen zur Gewichtsabnahme und mit der Bitte, bei der Zusammenstellung von Essensplänen behilflich zu sein. Auch werde ich immer wieder dazu aufgefordert, Seminare über Trennkost zu leiten.
Für Seminare fehlt mir leider die Zeit, doch ich freue mich, Ihnen mitteilen zu können, dass ich Ihnen meine Öffentlichkeitsarbeit in einem anderen, sehr interessanten Rahmen anbieten kann. Und zwar in Form eines 20-Stufen-Power-Programms. Bei Interesse erhalten Sie zweimal im Monat Post von mir. Insgesamt 20 mal.

Folgendes Programm erwartet Sie:

- Ein komplett ausgearbeitetes Manifest zur Gewichtsabnahme mit vielen, vielen Rezepten.
- Einstiegswoche, Fortsetzungswoche, Powerplan.
- Persönliche Fragebögen zum Erkennen »warum bin ich dick?«.
- Motivation zur Gewichtsabnahme.
- Vorschläge für die schnelle Küche.
- Heißhunger auf süß, wie kann ich das bewältigen?
- Und, und, und …

Diese Ausarbeitungen sind sehr persönlich und haben einen Umfang von einem breiten Leitz-Ordner. Das 20-Stufen-Programm endet dann automatisch nach 10 Monaten. Während dieser Zeit lernen Sie Ihren Körper besser kennen und bauen jetzt Ihr Übergewicht logisch und gefühlvoll ab.

Nach Kursende stehe ich Ihnen gerne für weitere Aktivitäten zur Verfügung. Denn Sie können zusätzlich mit diesem 20-Stufen-Programm Ihr erworbenes Wissen auch beruflich nutzen. Nach Abschluss erhalten Sie von mir ein Zertifikat, welches Sie berechtigt, eigenständig unter der Bezeichnung »Trennkost-Beraterin« Kurse anzubieten.

Ich würde mich freuen, Sie begrüßen zu dürfen. Schreiben Sie mir und fordern Sie mein kostenloses Informationsmaterial an. Meine Adresse:

Trennkost Club
Ursula Summ
Buzon N° 356
Calle Patricio Ferrandiz 40
E-03700 Denia/Alicante
Spanien

Telefon: 0034 96 642 1120
Fax 0034 96 578 4715
eMail: trennkost.summ@teleline.es
Internet: www.trennkost.de

Bücher zum Wohlfühlen

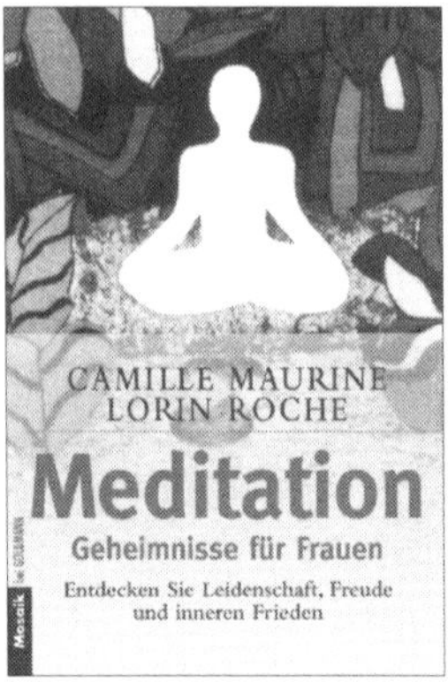

16506

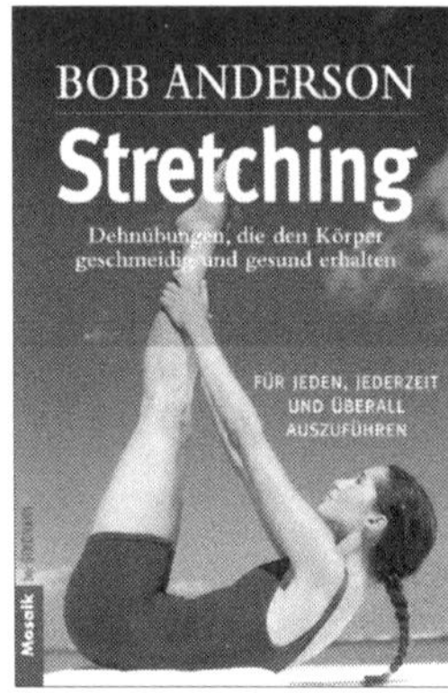

13910

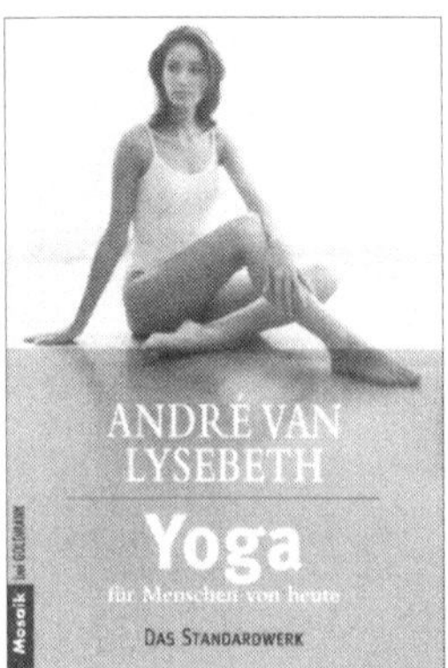

16164

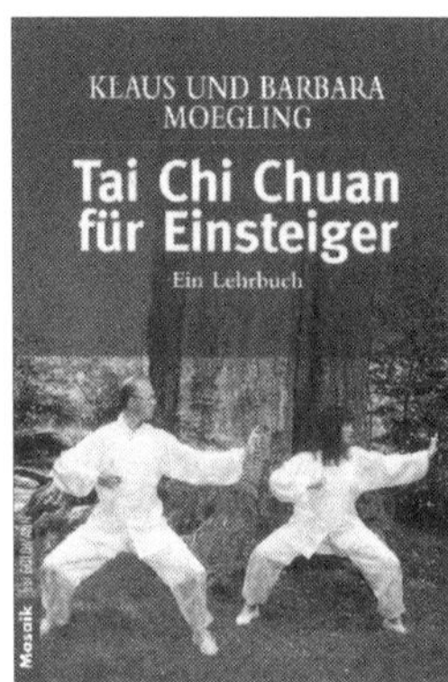

16244

Mosaik bei GOLDMANN

Erhältlich überall dort, wo es Bücher gibt.